U0303743

本研究受中央高校基本科研业务费专项资金资助（RW2015-24）

叙事心理治疗

李　明著

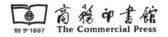

商务印书馆
创于1897　The Commercial Press

图书在版编目(CIP)数据

叙事心理治疗/李明著.—北京:商务印书馆,2016
(2024.5重印)
ISBN 978-7-100-12165-1

Ⅰ.①叙…　Ⅱ.①李…　Ⅲ.①叙述—精神疗法
Ⅳ.①R749.055

中国版本图书馆 CIP 数据核字(2016)第 071237 号

叙事心理治疗

李　明　著

商　务　印　书　馆　出　版
(北京王府井大街 36 号　邮政编码 100710)
商　务　印　书　馆　发　行
北京顶佳世纪印刷有限公司印刷
ISBN 978-7-100-12165-1

2016 年 5 月第 1 版　　　开本 880×1230　1/32
2024 年 5 月北京第 6 次印刷　印张 7¼

定价:36.00 元

目 录

早早地就答应作者，要为本书写个简短的序；也早早地在拿到书稿后就通读过全书的内容。但毕竟未能静心落笔，为此深感歉疚。

一个偶然的机会，让我在一个南方30年未遇的寒冷夜晚，迈入了某个四面环山的寺院山门。踏入山门，环顾四周，只有月光和星光在头顶照耀，寺院周边的山峦在暗蓝色的天空中画出一道错落有致、平缓起伏的轮廓（据说这是安置寺院的绝佳风水）。伫立在幽暗的寺院广场中心，看着：灰袍僧人撞击3米铜钟，黑袍打更人敲打木梆、绕寺疾行；听着：金属声悠远空旷，空木声短促清脆。

次日清晨，随寺院住持、僧人、居士一等众人在灵山宝殿做诵经早课。诵经之人有男有女，分列大殿两侧；他们时而诵读，时而唱诵，时而在殿内边行边诵。诵经之声有高有低，梵语经文朗朗而出，和谐而飘逸，与萦绕在大殿中的钟声、鼓声和木鱼、钹器、铜铃的敲击声，节拍齐整、韵律合辙，更增添了庄重、入境的灵性氛围。

约一个小时的诵经早课完成后，众人列队移行到斋堂，食用信众为寺院供奉的斋饭。堂中条桌条椅排列整齐，男女入堂后亦分左右而

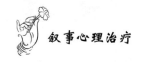

坐，每列条桌头上都摆放标志，提示哪类人员可以入座此列。我等教外之人，只能坐在最后一排的"参访团"条桌旁。斋堂各处张贴着两字："止语"，让人们即刻从高升诵经声中，进入徐徐脚步移动声中；待人们落座后，连脚步声也停止下来，整个斋堂变得寂静安详。主持简短诵经之后，便由众多义工一只臂膀挽着一只木桶，另一只手拿着木铲，背朝前倒行着分别为每位诵经者盛上斋饭：一个馒头，一铲蘑菇青豆炒饭，一铲熬青菜，再加两勺红枣莲子粥。在条桌的另一头，大字条幅上写着："感恩供奉"。"止语—感恩供奉"，这或许就是僧人们在用斋时要继续做的功课。本质上，僧人们弘扬佛祖之说，让众生百姓有精神依托，而广大信众则自愿供奉，成为僧人们的衣食靠山。

在大殿诵经和斋堂用膳中，我都曾思绪翻飞（恕我不敬，未能专心侍佛），想着：因为遁入佛门，僧人们的仪式行为如此整齐划一，难道他们的内心也是这般情境，严格遵循着佛祖们指出的"超脱六道轮回"之法门吗？按照心理学（俗家之说，又显不敬）的理解，他们每个人自己的认知、情感活动又是如何在修行中流动的呢？他们虔诚修道之后，还会有自己的人生故事吗？

故事？彼时，当"故事"一词闪现而出，就令我想起了《叙事心理治疗》一书。忽然，我似乎有了一丝灵感，朦胧地知道了自己的读后感应朝哪里去落笔了。"叙事疗法"大致说来，也可称为故事建构疗法。建构论则是后现代主义的重要理论之一。

当代的思想界多是围绕着科学主义进行着争辩和探索。显然，随着人类进入现代社会，科学思想的力量和效度显露无疑，科学似乎在引领着人类的未来发展。但是，科学在解决人类的问题时，又显得无能为力，即便是科学大师也不得不承认，科学只能解决科学问题。何谓科学问题？它"是一定时代的科学认识主体在当时的知识背景下提出的科学认识和科学实践中需要解决而又未能解决的矛盾，它包含着一定的求解目标和应答域，但尚未确定答案"。从上述定义可以看到，科学只能解决在一定的知识体系下确定的目标域和应答域中的问题，而非人类面临的所有问题。即便做了如此界定，思想界对科学认识的本质仍然穷追不舍，它是认识世界的唯一有效途径吗？它能帮助人类找到"真理"吗？

从各种质疑声中涌现出了后现代主义思潮，一种超越由科学主义定义的人类现代化的开放式思考。它主张消解和重构，消解科学主义对人类思维的羁绊，重构研究的领域和方法，更注重事实与价值的融合，倡导将知识放到社会背景之中，任何知识都是人际互动和社会建构的产物。叙事心理学便是后现代主义思潮中，注重使用叙事表征和话语分析研究人生故事的学说，它强调人的心理的情景性和生成性。

由此而形成的叙事疗法则进一步阐述，人的心理问题源于外界事物，它们导致个体生活故事的连续性遭到破坏，因此心理治疗的目的就是帮助个体用外化而非内化的方式，来修复自己的人生故事或者重构一个新的故事。正像本书作者指出的那样："外化是叙事治疗对待'问题'的立场和策

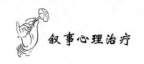
略。……实际上'问题'是内化的结果。……叙事治疗要通过运用背景、命名、改换指称方式等，帮助当事人领悟到'人'和'问题'的不同"，从而将人和问题分离开。在重构的故事中，问题将附着于外界因素，被排除于新的故事之外，故而，新故事的叙述会令人自身得以重生。

　　叙事疗法是当前流行的心理咨询和治疗的方法之一。在我国从西方引入心理咨询和治疗的理论和技术的短暂历史中，叙事疗法可算是第三波时兴起来的流派。第一波当属精神分析学派无疑，德国人的巨型理论——精神分析率先登陆，培养出一批精分的大咖和拥趸。第二波应归属于美国人的中型理论——认知—行为疗法学派。可惜中国人更倾心于宏观思维，因而，注重实证、具体而微的认知行为模型似乎没能盖过第一波精分的影响。随后而来第三波一上来就颇显不同，大有盖过精分影响的势头。它包括了叙事疗法、合作取向治疗、教练咨询技术和积极心理学辅导等，大大拓展了我国心理助人行业的视野，从而使得后现代主义心理学在我国（尽管我国大部分地区的民众还在现代化行程中觊觎、蹒跚）大行其道。因为后现代主义强调心理问题生成中的文化因素，因而中国的佛家、儒家、道家学说也乘势在心理服务领域占据了一席之地。第三波流派兴起的过程中还催生出了新一代的中国心理学咨询专家，《叙事心理治疗》的作者李明博士便是其中的一位代表人物。

　　李博士授课时轻声慢语、不急不躁、娓娓道来，就像给大孩子们讲故事一般。他平淡言语中显露着年轻学者的智慧和学识，而其授课内容中则融汇贯穿着叙事心理学、人本心理学、文化心理学、中医哲学和佛学等诸多学问。《叙事心理治疗》是其首部专著《叙事心理学导论》的再版，作者在其中增加了更深入的思考和更多的实践经验，自当在第三波的流派中继续引领潮头。

我在阅读《叙事心理治疗》一书以及相关背景的书籍时，有过如下的"顿悟"，以文字记之，曰：叙事就是讲故事，哲学叙事就是讲每个人的故事，心理学叙事就是让每个人讲自己的故事。叙事疗法就是让讲故事的人将故事由内而外地讲出来，将它嵌入到生于斯、长于斯的自然、社会和文化背景之中，使讲者感觉故事内容能与其环境勾连、融通起来，从而因能自我理顺而陶醉。

最近应朋友之邀，做了个心理健康讲座，题目借用了中医术语，名为"不通则痛、不荣则痛——心理学与医学同构"。"痛指疼痛、痛苦：身与心流动出现的梗塞、阻断和扭曲状；通指溶栓、疏通：血脉融通者，与认知通达者；荣指枯荣：气象四时阴阳均衡焉，与情绪欲望高低涨落焉。"身心问题都以疼痛结。医学可以药物溶栓、导管介入，疏通血脉，营养身体，疼痛即除；心理学则可外化阻断、剥离问题，重构故事，圆通人生，痛苦亦除。"故谓之医、心两者同构。心理疏通可总括为：'聪明之人，一点就通；通则不痛，一通百通。幸福之人，万变皆荣；荣则不痛，一荣俱荣'。"

尽管僧人在"诵经—止语—感恩"的仪式行为中整齐划

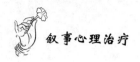

一，但他们内心的故事也一定是多姿多彩的吧？修行对他们来说，就是重建各自的人生故事。愿僧人们修行圆满，摆脱轮回，超度涅槃；也愿俗家世人讲好自己的故事，身心健康，远离痛苦，幸福安康！

张 建 新

国际心理联合会执委

前亚洲社会心理学会主席

中科院心理研究所研究员

2016 年 1 月 27 日 于北京天坛

There is something happening in China. At least, that is my impression from visiting Beijing and from learning about the intended publication of this book. New ideas and practices do not develop in a vacuum, nor usually from an individual genius acting alone. Rather they develop in a discursive context that allows particular narratives to percolate. It has to be a context that opens the door when fresh ideas come knocking, recognizes them, invites them in the door, gives them a hearty welcome and offers them a home in which to stay for a while and mature.

While I cannot read in Chinese the details of what this book includes, I have been able to understand in outline what is planned. I am thrilled to see Chinese authors putting their own stamp on narrative practice and look forward to learning from this in future. I am aware that there is a community of interest around this effort and I am hopeful that this community will expand as a result of it.

This book represents some bold efforts to map out narrative practice for readers who are hungry for ideas. It grows out of years of experimenting and teaching and is built on robust intellectual

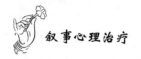
foundations that have been interwoven with aspects of Chinese culture. Narrative therapy draws upon sophisticated and systematic philosophical exploration that is current and ripe with innovation. That does not mean that it is not extremely practical. It is. But it is also philosophically consistent.

As a descriptor, the term 'narrative' can be slightly misleading and does not quite capture all of the poststructuralist influences that lie in the background. On the other hand, it is a term that has achieved some recognizability and serves as useful shorthand as a result. The concept of narrative signals that a community is not just a collection of individuals; nor can people be understood only by uncovering their personality structures. People's lives are also permeated with narratives, out of which people form expectations and make daily decisions. They mediate their experience through the stories that they tell and that are told about them. There is not much to be gained by debating the truth value of these narratives. Finding the correct story is seldom helpful. It is better to understand and to work with their effects of narratives in people's lives and in the life of a community.

For the therapist, the challenge lies in figuring out the most apt process for bringing about the desired changes in people's lives. Rather than thinking in terms of cognitive restructuring, this book advocates the process of re-authoring. The concept of re-authoring allows for the appreciation of nuances. If stories exert influence on what people say and do, then why not work with the stories themselves. Why not re–author the dominant narrative? Or change the plot? Or shift the ways in which people are characterized? Or introduce new themes? Or recuperate neglected storylines?

The concept of discourse, as developed by Michel Foucault, is often used as an alternative for the concept of narrative. The two concepts mean different things but these meanings also overlap. Relationships between people are both sites of narrative elaboration and also of discourse exchange. In the midst of relational exchanges of discourse, discursive patterns develop and often come to dominate people's understanding. They can come to dominate the stories that are told and enacted, as well as the stories that are silenced. But discourses also sometimes discontinue or change. There are always subjugated discourses that can emerge through insurrection into the spotlight. For example, a discourse of teamwork and respect can be recovered from under the nose of a dominant discourse of disharmony.

This book explores what can be done with these concepts in the practice of therapy. It also traces and puts to use some further derivatives from these concepts. For example, externalizing conversation is explored, re–membering conversations are examined and the use of writing narrative letters is illustrated.

A major dilemma of therapy is whether to act as an expert who knows best or to elicit solutions to problems from members of the

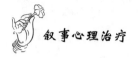

organization. A narrative perspective favors the latter approach, which is more facilitative than didactic. It involves seeking out the local knowledge or the hidden wisdom that already lies in the shadows of a problem. The preference for this emphasis in therapy relies not just on the measurement of effectiveness but also upon a robust analysis of relational politics. I am not referring here to official politics but to the politics of meaning–making, in which people in families or communities vie for control of the discourse or of the narrative that will dominate understanding of what is happening. A narrative approach to therapy is careful about the ethics of imposing solutions from the outside and embodies respect for the indigenous but underutilized knowledge that always lies hidden in families and communities. It balances awareness of the politics of meaning–making with ethical care.

Personal problems are often messy and complex. They resemble what Delueze and Guattari refer to as rhizomes. For example, they are often less like trees with a single taproot than like crabgrass that grows horizontally in several new directions at once, repeatedly putting down new roots. For a therapist seeking to get a handle on the complexity of life, several things are necessary. He or she first needs some tools to listen with. This book rewards a careful reader by approaching the listening task in a fresh way. Then an incisive analysis of the politics of making meaning at the local level is useful. The narrative approach draws extensively from Michel Foucault's analytics of power to help therapists notice how people seek to influence and sometimes to dominate each other within a family or community. Such power relations are frequently the source of problems that people seek help with. Then the therapist needs to develop the ability to inquire in a way that will generate new meanings and will help counter narratives to emerge. The performance of such counter narratives opens up possibilities for change.

This book outlines ways to conduct such inquiry, illustrates it with specific questions to be asked and sketches out some processes and rituals in which they can be deployed. The book is clearly practical but it is also about careful thinking about practice. I am pleased that the authors have taken the significance of their own work seriously enough to write about it in this book. It would now be my prediction that these practices will assume a new significance and take on a new life as a result of this publication. I look forward to their rhizomatic growth. I am confident that many people in China will benefit greatly from this work.

John Winslade[1]

Redlands, California

December, 2015

---

[1] PhD,Professor and Associate Dean of the College of Education at California State University San Bernardino,Associate Professor at the University of Waikato in New Zealand.

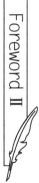

What comes to my mind when I think of Narrative Therapy? A sense of self agency and collaboration, a stance of curiosity of the exotic, a deep belief in people and their resourcefulness.

People come to see us professionals because they suffer from different problems and difficulties. These have varied effects on them including loneliness, hopelessness, helplessness, a sense of despair, anxiety just to name a few.

Opening therapy with the question "we can start talking about the problem that brought you hear but it is also possible to hear about you outside the problem, about what skills, knowledge of life and values you have. About things you like. How would you prefer to start?" this simple question holds in it many of the notions mentioned before that are an antidote to some of the effects of difficulties and problems. The choice given to the person consulting us is a way to mediate a sense of self agency. Asking the person what way to proceed is a reflection of the Narrative basic idea that the person is the expert of his life. This question and it like sets the stage for a collaborative journey we have in Narrative Therapy.

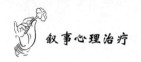

It also is an example of the stance of curiosity and search of the extraordinary (David Epston) and the exotic (Michael White) in the lives of the people we work with.

It is with great excitement that Narrative Therapy is making ways in China. I had the honor to teach with Prof. Ming in China for Dulwich Center in the summer of 2013. I found the attendants of the course eager learners and we shared ancient cultures. There is something about Narrative Therapy that speaks to people with a long history and culture and a deep sense of a community. Ideas like values, meaning and social constructionism are not strange to us.

Yishai Shalif MA[1]

Jerusalem, Israel

16th of January, 2016

---

[1] Senior School Psychologist and Narrative Therapist, Co-director Qesem Center - Listening to Preferred Narratives.

"叙事"是一种比喻，正如"机器""系统"等。比喻的不同，隐含着世界观的差异。比如，1747年法国人拉·梅特利（La Mettrie，1709～1751）发表了《人是机器》（L'homme-Machine），把人比作机器，并得到普遍认可。这个比喻充分体现了机械主义和庸俗唯物论的世界观，但它忽略了人的主观能动性，最终证明是不可取的。

在家庭治疗领域它曾经被"系统""控制论"等比喻代替，但是学界最终选择了"叙事""故事"这样一种比喻。因为尽管之前的各种说法给人的自主性留出的空间越来越大，但终究没有充分承认人对自己生活的意向性，没有充分肯定人可以为自己做主的能力。只有"叙事"这种比喻旗帜鲜明地体现了人可以做自己生活的主人（作者）的这样一种世界观、人生观。

在心理治疗领域，"叙事"意味着一种"活出自己"的承诺、人生哲学、世界观等。大卫·艾普斯顿（David Epston）就认为："或许它（指叙事心理治疗）可以被看作一种世界观？或者可以这么说，但这还不够。或许它是一种认识论、一种哲学、一种承诺、一种政

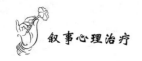

治、一种伦理、一种践行、一种生活等。"（怀特，1995，第37页）

叙事疗法的定义

叙事治疗（narrative therapy）有广义和狭义之分。广义的叙事治疗是指以后现代叙事思想为理论指导的心理治疗理论与实践；狭义的叙事治疗特指由澳大利亚人麦克·怀特（Michael White）和新西兰人大卫·艾普斯顿提出的叙事治疗理论和模式。广义的叙事治疗可以包括转化叙事治疗、叙事评估、叙事艺术治疗等，同时斯宾塞·唐纳德（Spence Donald）[1]认为广义叙事治疗可以包括精神分析，他将弗洛伊德称为"叙事传统"的"大师"，因为他善于将当事人"支离破碎的联想、梦和回忆的片断"编织成连贯完整的故事，然后用来理解"本来毫不相关的经历"和记忆。弗洛伊德的一个基本假设是："症状是有意义的，它与病人的体验有关。"[2]（Freud，1920，第221页）

广义的叙事治疗虽然从思想根基上始于后现代思潮，但

① 斯宾塞·唐纳德博士，精神病学教授，任教于普林斯顿大学。他的第一本著作——《叙事真理和历史真理：精神分析中的意义和诠释》震撼了后现代世界。相关内容另见《弗洛伊德学派的比喻》。总体上，他的作品使得精神分析的幼稚实在论难以立足。有时候斯宾塞似乎流露出一种对现代主义前景的留恋，但是总体上看他的作品非常支持后现代主义的观点，因为它解构了现代主义的幻想。

② Freud, Sigmund. 1920. *A General Introduction to Psychoanalsis*, New York: Boni and a liverinight.

是我们认为它最终不可能止步于此，它必然能够超越仅仅为反对现代范式而生的某种"后现代"而成为更为深广的文化视野中的一面旗帜。换句话说，广义的叙事心理治疗不会限于心理治疗，甚至不会限于心理学一隅。在此我们暂且搁置广义的叙事治疗，集中对狭义的叙事治疗进行介绍。

从20世纪80年代中期开始，叙事治疗的观念逐渐从澳洲和北美向欧洲和亚非国家推广，目前已经形成一种世界范围的潮流。并且从最初的家庭治疗领域开始延伸到生涯规划、医学、创伤抚慰、社区文化、企业EAP服务、艾滋病团体治疗等领域。推动这一潮流的主要是麦克·怀特和新西兰人大卫·艾普斯顿的学生或者朋友，近年来越来越多的思想上的同好也开始加入进来。在我国的台湾地区和香港地区，叙事疗法作为一种心理治疗技术已经有了相当程度的发展。在大陆，杨广学、叶浩生、乐国安、施铁如、沈之菲诸先生对叙事治疗都有引介。2005年，我们在大陆出版了《叙事心理治疗导论》，从更广的视野对叙事治疗进行了引介和探讨。如今十年已经过去了，这个领域有了长足的发展，国内很多学者加入到叙事疗法的研究中来，结合我国国情探讨了叙事疗法在很多不同领域中的应用，比如在学生心理健康、地震灾后心理工作、医院、社区、监狱等诸多领域中的应用。应广大读者的要求和教学研究的需要，我们对导论进行了修订，重新调整了呈现的方式，增加了大量新的研究内容。

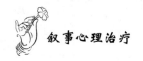

叙事疗法的特点

严格说来，叙事治疗不是一种新的心理治疗形式，而是一种与传统差别很大的心理治疗观，以及在这种治疗观指导下的心理助人实践。这不仅仅是同一个范式中理论趋向的不同，而是整个基本范式的转变。叙事治疗的很多思想是革命性的：

第一，"心理疾病"观的不同。

叙事治疗不再把当事人带来的问题看作是当事人的人格组成部分，即叙事治疗把"人"和"问题"分开。"问题"被比作人生故事中的一个插曲，是来访者对自己的生活进行理解和推进的过程中的一位不速之客，而且不一定是敌人。因而治疗师不是帮助或者代替来访者"去掉"问题，而是和来访者一起探讨如何处理人和问题之间的关系。

第二，治疗关系不同。

叙事治疗主张和谐共生。治疗师不应当是来访者"除掉"问题的工具，而应是来访者生活故事的参与者，咨访双方共同探讨如何处理与问题之间的关系。比如：治疗师不是家长请来"修理"孩子的"多动症"的，而是和家长、孩子一起探讨如何面对"小调皮"的。而且，此处的"小调皮"不是指孩子，而是对他们所抱怨的问题的拟人化称谓。这样一来就可以避免传统的治疗关系容易造成的对立情绪，避免心理治疗的误区。

同时，叙事治疗反对治疗师以"专家"自居，主张采取一种"开放的"（not-knowing）立场，通过无条件的倾听，让来访者或者来访者家庭的故事自然展开，形成独特的主题，并丰富其生活意义。

第三，治疗目标不同。

叙事治疗的目的是使参与者生活意义丰富并实现心理成长。通过解构性的谈话或者活动，治疗过程可以帮助咨询师和来访者看到来访者生活中的"控制叙事"，在治疗过程中来访者和咨询师从更广大的视野中重新理解这种"控制叙事"，从而形成"新的选择叙事"。

社会建构论与解构论的心理治疗观

社会建构论认为所谓实在、真理、谬误之类，其实只是社会约定俗成的结果。个体不可能创造知识，只能从自己所生活其中的文化土壤中汲取和分享知识。在这个过程中，语言承当了知识积累、传承和表征的主要角色。以德里达为代表的后结构主义者正是从索绪尔的结构主义语言学开始，进一步对语言进行深思，提出"语言靠区分来表达"，实际上是永远不可能给出确定的表达，因为对任何一个词的界定都会永无止境地向后推延。比如要对心理健康进行界定，则必须通过指出和它不同的一切才能完成，即健康不是 a、不是 b、不是 c……这种界定的结果是文字互相参照的语言痕迹。这样一来，语言的意义的固定性就成了一种幻象。语言的结构被解散了。从社会建构论与解构主义看心理治疗，至

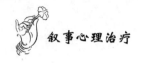

少可以得出以下几条结论：

第一，绝对的健康是不存在的，需要由当事人和咨询师共同建构。既然心理健康是社会建构的结果，心理治疗不可避免地要承当散布这种公认的知识的角色。但是既然已经认识到所谓健康是一种建构，那么治疗师应当赋予当事人平等选择建构方向的权利，否则就是对当事人的欺骗。换句话说，以社会建构论和解构主义为理论背景的叙事治疗反对将心理学家们所建构的"健康"强加给当事人。

第二，"心理疾病"与人应当分开。心理疾病的种种命名是心理学家在社会文化背景中建构出来的。也就是说，社会建构论和解构论认为当事人的生活是对心理学学术文本的模拟。根据建构论的观点，不一定文本只能模拟声音，声音也可以模拟文本。当事人用社会建构的话语来表达自己的生活的时候，咨询师如果参与其中则是对这种模拟的不自觉或者无知。

第三，心理治疗关注的应当是"问题"而不是人。当事人的问题是社会文化的建构，是当事人个人的生活叙事对社会大叙事的模仿，只不过当事人认同了这种叙事风格，这种有问题的生活视角。咨询师不应当成为宏大叙事的卫道士，根据宏大叙事对当事人的自我进行剖析，而应当和当事人一道探索当事人的问题叙事是如何出现的，如何通过叙事视角的转换帮助当事人选择一种新的更富希望的叙事风格，并在生活中身体力行，实现生活意义的转化。

第四，心理治疗是生活智慧的传递而不是对人进行"修理"。传统的心理治疗观念会有一种从医学延续而来的修正主义取向，认为医学是治疗生理上的疾病的，心理治疗是纠正心理上的偏颇。在建构主义和解构主义看来，心理治疗恰恰是帮助当事人看到心理学是如何促成了他们的心理"疾病"，帮助当事人从被动的接受心理学权威话语的塑造的状态中解放出来，开启自己选择生活、建设生活的大门。这是一种生活智慧的传递，而不是用新的心理治疗工具来对当事人进行修理。

第五，心理治疗是咨访双方共同建构的过程。心理治疗师在治疗过程中不再承担别人生活专家的角色，治疗过程的演进完全是当事人和治疗师共同建构的过程，治疗的方向、价值判断等完全是开放的。当事人和咨询师在地位上是完全平等的。至于当事人对咨询师权威的期待，可以在治疗过程中进行处理。咨询师所受的训练应当主要在深入体会各种心理疾病的虚妄不实上，实现自己生活意义的转化。如果咨询师本身都无法在一个建构和解构的生活境遇中安身立命，那么贸然采取叙事治疗的立场和工作方式只能平添苦恼，不但不会给当事人带来帮助，反而有害。

叙事疗法的思想定位

叙事心理治疗可以看作是后现代建构主义心理治疗中的一种，是从家庭治疗中发展而来的。和它并列的还有合作语言系统（collaborative language systems）、可能性治疗

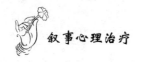

（possibility therapy）、聚焦解决方案疗法（solution-focused therapy）等。它们都是后现代思潮在心理治疗领域中的反映。

在塞克斯顿看来，后现代是人类认识过程的一个阶段，所以他（1997）在对认识过程的本质进行历史分析的时候，将人类历史划分为三个截然不同的时代：前现代、现代和后现代。每个时代都分别强调一个不同的本体论视角，这种视角的不同决定了人们处理事件、问题和问题解决的方式的不同。前现代（从公元前6世纪到中世纪）强调二元论、理想主义和理性主义。在人类认识过程中，信仰和宗教居于核心地位，"牧师、信仰、思维或理性说了算"（Sexton，1997，第5页）。和前现代不同，现代（大约从文艺复兴到19世纪末，尽管现代思想目前仍然控制着很多话语权）强调经验主义、逻辑实证主义、科学方法、揭示客观真理和效度。现代认识方式的一个结果是：

> 把科学的知识和专业的知识升格为理解世界的唯一的合法依据。通过科学的逻辑过程我们可以发现真实……科学的知识被看作是客观现实的镜像。（Sexton，1997，第7页）

塞克斯顿（1997）把第三个时代（也就是目前的时代）称为后现代或建构主义时代，认为这个时代重视个人和社会现实的形成过程，而不是它们被发现的过程。后现代或建构主义时代强调知识的生存能力而不是知识自称的效度。它也非常重视认识论的问题。研究人员和理论家不仅重视人们知道什么，而且同样重视他们是如何知道的。现代主义强调为了揭示客观真理，科学家要克服主观偏见，后现代主义则认为这种偏见本身就是"客观真理的一部分"。所以与现代主义相比，后现代主义或建构主义突出人类在知识建构中的参与性：观察者的视角和观察的对象是不可分割的；意义的本质是相对的；现象是以背景作为基础的；认识的过程和知识形成的过程是社会性的、受诱导的、诠释学的和定性的。（Sexton，1997，第8页）

因为建构主义强调特定的人和特定社会创造（而不是发现）现实构造的过程，所以支持建构主义的人往往在某种程度上会怀疑人们对外部世界是否可能直接地、准确地进行认识。换句话说，建构主义者认为现实是：

> 本体的（noumenal）——也就是说，即便对于最具雄心壮志的理论家，无论是某个个人还是专业的科学家，真实都是不可企及的。我们人类仅仅试图通过追索外在于我们自身的"客观环境"来证明我们的信念、信仰和意识形态的做法是行不通的。（Neimeyer，1995，第3页）

因此，所有的建构主义心理学家都有一个共同的信念：通过目前人类所拥有的所有的认识方法所见的世界，都不是"上帝眼中的世界"（绝对客观的世界）。所有的意义都是建构的，都反映了某一种视角下的理解。尽管建构主义心理学家在这一点上的立场是一致的，但是对于这种立场的隐含意义的理解，他们却人言人殊，特别是对于现实的本质是什么、被建构出来的意义之本源何在，以及究竟应该如何做心

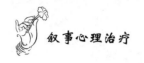

理学研究等问题，建构主义心理学家之间尚未达成共识。

后现代建构主义立场对心理治疗究竟有什么启示？可以说叙事心理治疗的理论恰恰代表了对这个问题的一种理解和实践。正是因为这种理解尚未达成共识，叙事心理治疗的理论也就仍然处于酝酿之中。这个阶段对于一种心理治疗理论而言，可谓是黄金季节。理论家和治疗家们有很大的空间可以发挥自己的创造力，因此叙事治疗的理论发展可谓一日千里。在这个阶段如果进行总结可能为时过早，所以，我们更倾向于用主题分析的形式呈现叙事心理治疗的理论研究和实际运用。

作为一种心理治疗理论和实践，叙事治疗不可能与其他的心理治疗理论完全隔离。因为它们所面对的问题是相似的。那么目前的叙事治疗理论和传统的心理治疗理论在心理治疗的基本理论问题上有哪些不同？或者它们在哪些方面具有相通之处？在接下来的章节中我们会详细分说。

叙事疗法也受到一些理论上和方法论上的挑战。其中最为明显的是对其社会建构论的不安。有学者担心叙事治疗师过于尊重来访者的立场，因为叙事疗法主张没有绝对真理，一切的"真理性声称"都是社会建构的视角。所以，如果过于尊重来访者的立场，就似乎会危及"主控性的"文化真理观（Minuchin，1998；Madigan，1996；Doan，1998）。在中国有些学者也表达了这种担心。（刘闻佳，2009）笔者认为这种担心实际上是基于一种对社会建构论的误会。从叙事疗法的实践看来，这种风险并不存在。因为叙事疗法对来访者立场的尊重并非以对社会主流文化价值观的鄙夷为代价。或者说，叙事疗法的建构主义理念要强调的是不应过度以主流价值观压制个体的精神追求，但这并非是说主流价值观是不必要的。

也有一些学者批评叙事疗法过于凸现几个创始人的作用，有个人崇拜之嫌。还有人批评叙事疗法不承认咨询师在咨询过程中的立场和价值观。（Minuchin，1998）这些批评促进了叙事疗法的改进。叙事疗法在实践中通过保持随时透明，来避免个人崇拜和咨询师个人价值观对咨询过程的消极影响。当然叙事疗法并不会努力消除咨询师个人的价值观在咨询中的参与，因为从现实的层面看来，这是不可能的，也没有必要。咨询师价值观的参与，只要保持透明和自我觉察，并不会成为来访者的"精神控制"，在咨询伦理上看并无不当。

另外，有学者批评叙事疗法缺乏足够的定量研究，以证明其效果。Etchison & Kleist（2000）认为叙事疗法把焦点放在质性的效果上，这与大部分研究以定量研究为重的趋向是不一致的。这会导致定量研究材料不足，无法证明其声称的效果。这是一种对叙事疗法的鞭策。叙事疗法确实关注质性的效果，但也不排斥定量研究。将来这个领域可以在定量研究上有所增强。

第一章

心理治疗领域的叙事学转向

　　叙事是与人类历史本身共同产生的；任何地方都不存在也从来不曾存在过没有叙事的民族；所有阶级、所有人类群体，都有自己的叙事作品，而且这些叙事作品经常为具有不同的乃至对立的文化素养的人所共同享受。所以，叙事作品不分高尚和低劣文学，它超越国度、超越历史、超越文化，犹如生命那样永远存在。

——罗兰·巴特

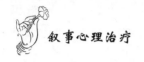

近三十年来，心理助人领域一场思想的革命正悄然展开。这场革命的源头，正是学界对人性基本隐喻的反思。这种时代性的反思，推动着科学范式的转变。

所谓基本隐喻是沙宾的一种说法。1986 年，沙宾（Theodore R. Sarbin，1911～2005）出版了《叙事心理学：人类行为的叙事性》。他认为人理解自己经验的途径是通过倾听别人的故事和建构自己的故事，并且明确提出要以叙事作为心理学研究的基本隐喻（root metaphor，第 3 页到第 21 页）。所谓"基本隐喻"是美国哲学家史蒂芬·派博（Stephen C. Pepper）提出的一个概念，是指塑造一个人知觉世界和理解现实的方式的某个图像、故事或者事实，也叫作认知原型（conceptual archetype）。当一个人试图理解未知的世界时，他会从常识中先寻找可以理解的线索，通过这些线索去理解新的现象。最初的这个认识的领域就成了基本类比对象，或者叫作基本隐喻①。比喻是由已知认识未知的基本途径。比喻不是直接的解释，而是发挥言说者与聆听者的想象，建立其已知与未知之间的心理关联。这种心理关联是意义产生的基础，也是理解生活经验的途径。

过去的心理学界将人心比作机器、动物或者信息系统，这种比喻对诸多理论产生了深刻的影响。人们在讨论心理现象时，就会以这些比喻作为参照。而实际上这种比喻并不十分恰当。所以，可以说这些隐喻给心理学带来很多误导。其

① Stephen C. Pepper, *World Hypotheses: A Study in Evidence.* Univ. of California Press, 1942.

中最大的误导就是它们导致心理学有意无意地忽视了人的主观能动性。诚然，机械和器官是没有能动性、没有意向性的，只能做反应性的动作，但是人有。人的情绪、意向和行为都是有故事的，都具有某种有意无意的目的性，因而人没有单纯的行为，所有的人类行为其实都是为了实现某个目标而采取的行动。叙事本来就是作者能动性的表现。可以说故事产生和被诠释的整个过程，无处不见人的意向性、能动性的影子。比较而言，将人的心理比作叙事要好一些，所以现在要用这个比喻作为根本比喻，以取代过去那些无视人的能动性的比喻。

一　范式与心理治疗范式

托马斯·库恩是一位科学哲学家，在《科学革命的结构》一书中提出了关于科学发展模式的核心概念。所谓范式，是一定时期指导科学研究的某种理论架构与概念体系，是各种具体研究共同遵循的基本理论与出发点。他提出科学范式理论是为了促进科学哲学的发展，范式能使常规科学解决疑难的活动得以完成，即确保常规科学的疑难有一个解答。按照库恩本人的说法，"范式提供概念上和实验上的工具"（Kuhn，第37页）。

让—克罗德·高概教授认为范式的说法更清晰地描述了科学研究者在思想上所处的立场。他在为《话语符号学》讲演录回答编译者王东亮的采访时说："结构主义与后结构主

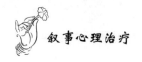

义、现代与后现代的区分，主要在美国和加拿大盛行。这种区分可能提供了描述上的方便，但内涵并不确切。这或许更是意识形态的论争而不是科学的提议，也许有更好的提法、更好的描述。库恩（Kuhn）提出的范式（paradigme）概念，对如何理解学者们彼此所处的立场来说，是个不错的建议，他的根据不是年龄层，而是某一时期占优势、占主导地位的概念。经常有学者在二三十岁时接受一些概念，并且直到他们年老时也坚持不懈。"

库恩的反对者认为他把科学说成是一群"乌合"的规则。库恩则认为："这是没有道理的，我要为此不实而争辩。"但是库恩的范式论毕竟在现实意义上对西方传统文化即理性主义和科学主义进行了质疑和反叛，这标志着西方科学哲学的文化的转变，同时对心理学的文化转向产生了重大的影响。这种影响主要表现在：库恩范式论从科学哲学内部动摇了科学心理学的哲学根基——实证主义，也引发了对心理学自然科学模式的反思和诘难；库恩范式论强调真理的相对性，把科学理解为实践性的参与，为多元文化心理学兴起奠定了哲学基础；库恩范式论对西方传统文化的反思，将有助于走向东西方文化融合的跨文化心理学研究。（郑发祥，2003）心理学中的叙事研究本身与文化心理学崛起关系非常紧密。（Bruner，1990）其实现代心理学之父——冯特很早就预见叙事和文化研究在心理学中的重要性，他曾经说：

在实验法无能为力的地方，幸而还有另外一种对心理学具有客观价值的辅助手段可供利用。这些辅助手段就是心理的集体生活的某些产物，这些产物可以使我们推断出一定的心理动机。属于这些产物的主要是语言、神话和风俗。由于它们不仅依存于一定的历史条件，而且也依存于普遍的心理规律。所以那些引申出普遍心理学规律的现象，就成为一个特殊的心理学分支——民族心理学的对象，民族心理学的研究成果给研究复杂心理过程的普遍心理学提供了极其重要的辅助手段。（冯特，1904，第5页）

二　心理学的后现代思潮

第二次世界大战以后，西方的恢复与发展非常迅速。20世纪60年代以后，在科技与经济的推动之下，逐渐形成一种新的社会形态。资本主义的内部改良、高度的工业化、电脑化、信息化成为这种新的社会形态的标志。一般称之为"后工业社会""高度发展的晚期资本主义社会"或"信息社会"。（杨洲松，1998，第75页）这种社会形态相应的意识形态承继了理性的传统。

理性的传统默认这样一个"事实"：语言是思维的工具。人们的思想可以通过语言传达和共享。因而在信息社会，人类的思想可以得到极大的发展。在后现代社会，人们的理性可以带来无限的福祉。人们将不会因为冲动而造成灾难。战争将会减少，疾病将会减少，自然灾害将会减少，心理困扰

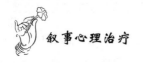

将会减少……人们将在理想中获得神一般的幸福安宁。

然而，事实并不像理性所能料想的那样美好。相反，在后工业社会人们的生活越来越不幸福。人们深深地感到被异化。在这样一种境遇下，人们开始反思现代性的可靠程度。

于是有了后现代的兴起。后现代文化思潮大体上经历了四个衍化阶段：

（1）1934～1964年是后现代文化思潮的术语开始应用和歧义迭出的阶段；

（2）60年代中期和后期是后现代文化思潮与现代主义精英意识彻底决裂并呈现一种反文化和反智性的阶段；

（3）1972～1976年是正式出现存在主义的后现代主义思潮的阶段；

（4）70年代末至80年代中期是后现代文化思潮概念日趋综合和更具包容性的阶段。它作为一种风靡欧美的文化思潮，远远超出艺术领域和文学领域，而深达哲学、科学哲学、心理学、宗教、法学、教育学等领域。其中，与心理学有关的思想家有：伽达默尔、哈贝马斯、保罗·利科、福柯、拉康、德里达、利奥塔、马尔库赛、库思、费耶阿本德、罗蒂、劳丹等。

心理学界就后现代性的问题所做的最早的系统研究，当推美国著名社会心理学家格根（K.J.Gergen）1988年应邀在澳大利亚悉尼国际心理学会议上做的题为《走向后现代心理学》的专题报告。时隔13年，格根先生于2001年在《美国心理学家》上发表了他在2000年瑞典斯德哥尔摩心理学年会上所做的另一个专题报告，题为《后现代语境下的心理科学》。

格根先生从三个维度入手，将现代主义心理学与后现代主义心理学做了比较分析。概括起来可分别称为：知识观、实在观和语言观。

1. 知识：权威中心还是交流共建？

后现代主义心理学认为个别人的理性（individual rationality）或个别人的知识（individual knowledge）值得怀疑。任何人都不可能抛开文化而独创一种对正义、道德或情操进行思考的形式。（Sandel，1982）知识是主体运用他者的话语对自身所做的反观，其中包含了对权力的反叛。

2. 实在：世界是客观实在还是社会构建？

后现代主义者认为人是特定文化传统的产物。关于人的观念不能单独通过观察予以证真或证伪，因为语言上的业已存在的结构对于指导和解释一个人所做的观察具有非常重要的影响。人们信以为真的是一种交流构建的结果。

3. 语言：真理的载体还是语用实践？

在后现代主义者那里，语言不是思想的产物，而是文化的产物。维特根斯坦（Wittgenstein，1953）说，语言的意义并非源于思想，而是源于运用语言的过程。叙说真理并非精准地描述发生了什么，而不过是参与了一种社会规范，或者说是一种以社会既定的方式考察事物的过程。所谓客观，只是遵循社会既定规范。语言对社会具有构建作用。

过去虽然科学界声称自己是绝对客观的、为人类谋福祉的，但事实上似乎并非如此。第二次世界大战期间，那么多

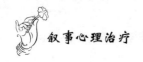

德国科学家不是用非常"科学"的手段，证明了其他民族的"低劣"吗？甚而当时尖端科学的产物——原子弹——不是曾经在瞬间毁灭了那么多人的生命吗？可见，所谓的科学语言是靠不住的。科学家也是人，他们必然受到社会文化、意识形态的影响，而且不可能在研究中消除这种影响。他们非常诚实地揭示的"宇宙真相"，也许并非真的那么准确。很难说那些证明其他民族"低劣"的德国科学家都是纳粹分子或者纳粹的支持者。并且，至今尖端的科学也并非主要应用在为人类造福的领域。有人说第二次世界大战惊醒了科学的迷梦，人们开始认识到自我的局限，从此不再完全信任工具、依靠理性，似乎不无道理。但是也有人同样认识到叙事的重要，但对科学和叙事的关系持有不同意见。

三　叙事的"真实性"悖论

早在 1947 年，著名心理学家布鲁纳就曾著文申明"价值观"和"需要"是知觉的组织因素。[1] 他后来反复探讨叙事的真实和科学的真实。有《真实的心灵与可能的世界》(1986, *Actual minds, possible worlds*)、《意义的行动》(1990, *Acts of Meaning*)、《现实的叙事建构》(1991, *Narrative Construction of Reality*)、《记忆中的自我：建构与自我叙事的准确性》(1994, *The remembering self: Construction and accuracy in the*

---

[1] Bruner, J. S. & Goodman, C. C. (1947). Value and need as organizing factors in perception. *Journal of Abnormal Social Psychology*, 42, 33 ～ 44.

self-narrative[①]）等力作问世。

其中《意义的行动》非常重要。在这本精致的小书中，布鲁纳收集了几年前他在耶路撒冷的几次演讲，阐述了他对"意义"的心理学和其他社会学科中的重要性的见解；探讨了文化对人的发展的影响；论述了心理学研究中开始重视自传研究的倾向。在此，他详细阐述了早在1986年的著作中提出的思维理论，认为人有"范例型"和"叙事型"两种思维模式（Narrative and Paradigmatic Modes of Thought），这两种模式同等重要，不可或缺。[②]

在《记忆中的自我：建构与自我叙事的准确性》一书中，他又总结了前面《意义的行动》一书中的很多观点，并进一步阐述了他对自我的理解，指出叙事是自我的基本属性之一，并论述了叙事对自我的建构功能是如何表现在写自传过程中的。

科学时代的模板故事开始受到质疑，可是后现代似乎在打碎一个世界的同时并没有建设一个新的世界。科学时代的范例依然是人们理解生活世界的意义的主要依据。专家的声音依然响亮，很多人对高科技在未来能够揭示心理世界寄予厚望。但是毕竟后现代理论家们也做了非常有益的尝试。其中将"叙事"作为基本的隐喻的做法正逐渐引起大家的注

---

① Bruner, J. S. (1994). The "remembered" self. In U. Neisser & R. Fivush (Eds.), *The remembering self: Construction and accuracy in the self-narrative.* Cambridge, UK: Cambridge University Press.

② Bruner, J.S. (1991). *Acts of meaning.* Cambridge, MA: Harvard University Press.

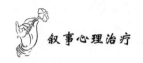

意，尽管科学家的群体很难接受。虽然科学家不愿意接受叙事隐喻，但是并没有摆脱这种思维。利奥塔曾指出科学家们在轻视叙事思维的同时自己却在运用这种思维并受它的影响。他说：

> 科学家质疑叙事表述的效度，认为这种表述既无法证真也无法证伪。他们把叙事归为思想的另类：野蛮、远视、粗浅、落后、边远、主观、传统、说教、偏见、无知、意识形态……（这种态度）是西方文明肇始以来整个的文化帝国主义的历史……当科学家有了"发现"之后在电视上夸夸其谈或者接受其他媒体采访的时候，他们会怎么做？……他们会按照叙事的规则玩讲故事的游戏；叙事不仅对媒体具有相当大的影响，对科学家的情感同样如此。这个事实绝对不是无足轻重的；它关系到科学的知识与"大众的"知识之间的关系，或者科学家的知识在大众那里究竟留下些什么。

四　叙事哲学与心理研究

叙事的哲学

叙事就是讲故事，就是按照时间的顺序组织发生的事件。关于什么是叙事，有各种各样的表述，如叙事是"我们解释世界的源泉"，叙事是"人们理解自我生活和经历的方式，我们一直在故事中游弋"，叙事是"记述或设计以表达所发生的事情的前后联系的例子"等。叙事的拉丁语本意指的是行为和具有连续性的体验。比较清晰的一种表述是："叙事是为了告诉某人发生什么事的一系列口头的、符号或行为的序列"。

正是通过口头语言，原始社会的现实才能被构建、维持和变换。但是，正如费德勒所指出的那样，口口相传在穿越时空时是不稳定和不可靠的，"当故事从一个族群传递到另一个族群或是代代相传时，它们势必丢失了许多它们原有的意思和来龙去脉，最终变得不可理解或成了隐喻"（《媒体形态变化：认识新媒介》，2000，第 51 页）。而这些隐喻可能是我们生活意义产生的重要源泉，甚至有可能是根本的源泉。如果叙事成了解读生活体验的根本源泉，叙事也就塑造生活了，人类行为在本性上就可以说是叙事了。叙事哲学探讨的就是叙事人生的问题。

罗蒂教授曾在北京师范大学发表了题为《分析的哲学与叙事的哲学》的演讲，其中对"分析的"和"叙事的"两种哲学的论述，给听者留下了深刻的印象。

罗蒂首先提到，分析哲学与非分析哲学（有时也被称作大陆哲学）的分裂集中体现于两类哲学家之间：一类哲学家赞同弗兰克·拉姆齐，把伯特兰·罗素的描述词理论视为哲学的典范，认为一个人可以对思想史不很了解但却能做出一流哲学；另一类哲学家则认为，罗素所做的一切，在重要性上都无法与黑格尔的《精神现象学》抑或海德格尔的《论人道主义》相提并论。在他们看来，当哲学以一种生动

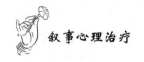

的叙事形式出现时，它就达到了最佳状态。罗蒂首先提出，以罗素的描述词理论为基础，经由哥特洛布·弗雷格发展形成的符号逻辑，至今仍被大多数英美哲学家视为具备哲学资格的必要因素。然而，许多大陆哲学家则认为这种知识并非必需。

由此，他指出，分析哲学家与非分析哲学家的一个明显不同，就是以罗素、弗雷格为代表的分析哲学家，想要通过找到当下知觉中的明确关系，清楚地把握事物，无论你是否认为他们的难题有趣，至少你知道他们试图回答的问题是什么；然而，以黑格尔、海德格尔为代表的非分析哲学家，对与常识或日常语言建立联系并不关心，他们要告诉你的是精神的本质或存在的意义，他们希望能够改变的，不仅是你的直觉，还包括关于你自己是谁的感觉，以及你认为要思考的最重要的东西的看法。因此，在阅读黑格尔或海德格尔的著作时，如果采用分析哲学家的方法，就根本不可能进行下去。只有暂时搁置这一怀疑，进入他们的叙述故事的回转中，实现一种自我形象的转变，你才会感到被给予了一种全新的充满希望的方式，以言说最使你感兴趣的事物。

在分析哲学家看来，非分析哲学家的语汇总是含糊不清而需要澄清意义的；而在非分析哲学家看来，只有他们所关注的人的存在、精神或意识的本质等，才是重大的议题，而分析哲学家所做的仅仅是些吹毛求疵的工作。分析哲学家有时把非分析哲学家描述为"不是真正在做哲学"的人，而非分析哲学家则把分析哲学家说成是一旦迈出自己的熟悉的专业领域就会感到不安全的胆小鬼。这种相互的贬讽已经持续了将近50年。

在谈及把弗雷格、罗素、黑格尔、海德格尔放在一起讨论具有何种意义时,罗蒂认为,把这四位思想家放在一起讨论的意义非常重大,因为他们都在试图回答柏拉图首先明确提出的一个问题,即:是什么使人类成为区别于其他动物的特殊存在物?尼采给出了与柏拉图完全不同的答案,他嘲笑柏拉图对于表象和实在的区分—— 一种为大多数分析哲学家视为理所当然的区分,并要求我们"通过艺术的视角来看待科学,通过生活来看待艺术"。大多数认真对待黑格尔和海德格尔的当代哲学家,都与尼采一样,对于表象和实在的区分的效用提出质疑。他们常常用过去与现在的区分——"世界精神"进程的前期与后期的区分来取代它。那些以这种方式阅读黑格尔著作的人,在继续阅读海德格尔的著作时,会把海德格尔视为第一个在关于"是什么使我们人类特殊"这个问题上调解柏拉图和尼采意见之间冲突的思想家。这样读下去,海德格尔的后期著作则讲述了一个西方思想家如何以希望获得自我知识为始、希望实现自我创造为终的故事。

叙事哲学是一种变革中的哲学,它通过故事叙述使读者的自我形象发生转变,这个叙事过程则是以新的语汇和使用方式来取代旧的语汇和使用方式。而分析哲学试图揭示思想或语言的结构,他们认为只要澄清了语言使用方面的含糊不清,就能使思想精确而明晰,以此消除哲学上的各种难题。罗蒂认为:分析哲学家的这种努力似乎是徒劳的,必须放弃

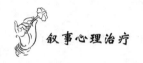
在语言与实在的关系上的那种一劳永逸的观点。

至此可以明显地看出，罗蒂倾向于叙事的哲学而非分析的哲学，倾向于赞同那些具有历史主义态度的哲学家。正如罗蒂在演讲中所说，哲学家应该担当起黑格尔称之为"在思想中把握我们的时代"的任务，从根本上说，就是使人类自我描述的方式不断改变和完善。在罗蒂看来，叙事的哲学将带来一场社会规范的深刻变革，将会使人们放弃那种把对于心灵或语言的认识视为一劳永逸的看法。正如他所说，以上谈到的对于思考而言什么才是重要的观点的区分，说明了为什么他也将"叙事的哲学"称作"解释的哲学"的原因，"解释的"一词象征着一种兴趣的转变，从什么才是一劳永逸的转变成什么是只有被不断解释和不断语境化的。当然，罗蒂并不否认分析哲学所实现的自我形象的改变的功绩，早期的分析哲学作为一种运动已经走向消亡，当代分析哲学家已经不再使用弗雷格和罗素等分析哲学家使用的方法。蒯因和塞拉斯对分析哲学的反叛也表明，分析哲学的自我形象正处于变革之中，这为分析哲学和叙事哲学之间的互动与对话提供了契机。

罗蒂明确反对哲学在文化中的传统的基础性地位，主张以一种非哲学的方式来谈论哲学。这都表明，罗蒂的哲学风格正以一种对于哲学新语境的启蒙姿态呈现在我们面前，"分析的"与"叙事的"哲学之间的分歧在历史主义的意义上是会被消除的。从罗蒂的演讲中可以看出，分析哲学与非分析哲学之间以往明显的对立局面已被新一轮的积极对话所打破，传统的那种超验的、客观的、论证的、封闭自足的哲学正在被一种自由的、开放的、平等的、充满情趣的哲学对话所取代。罗蒂所说的这种自由的、开放的、平等的、充满情趣的哲学对话可能是怎样的"哲学"？似乎在当前被称为"中国哲学"的那些思想的片断那里闪耀着希望的光彩。

叙事心理研究

尽管"叙事学"一词在 1969 年才由托多罗夫（T.Todorov）正式提出，但人们对叙事的讨论却早就开始了。在古希腊，最早提出比较完整的叙事理论的，是大哲学家柏拉图。柏拉图对叙事进行的模仿（mimesis）/ 叙事（diegesis）的著名二分说可以被看成是这些讨论的发端。他既讨论过叙事的"题材内容"——事件，又讨论过叙事的"形式"——叙述方式。在《理想国》这一经典巨著中，柏拉图通过与阿德曼特的对话，首先提出了"单纯叙述"与"模仿叙述"的概念。他认为：在形式上，"凡是诗和故事可以分为三种：头一种是从头到尾都用模仿，像你（指阿德曼特）所提到的悲剧和喜剧；第二种是只有诗人在说话，最好的例子也许是合唱队的颂歌；第三种是模仿和单纯叙述掺杂在一起，史诗和另外几种诗都是如此"。以所叙事件的性质为标准，柏拉图认为："叙述的语文体裁有两种，一种是真正好人有话要说时所用的；另一种是性格和教养都和好人相反的那种人所惯有的"。李斯特（Thomas Lister）于 1832 年就利用"叙述视

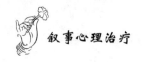

点"来分析小说作品,同时期的另一位学者洛克哈特(John Gibson Lockhart)更是使用这一术语来探讨如何使作者与自己的作品保持恰当的"距离"。

从 20 世纪 90 年代中期开始,对叙事的研究与日俱增。近 30 年内所出版的有关叙事研究的专著、刊物、博士论文、硕士论文等已经不能用汗牛充栋一词来形容了。

其发展的趋势从下面的两个图可以形象、直观地看到:

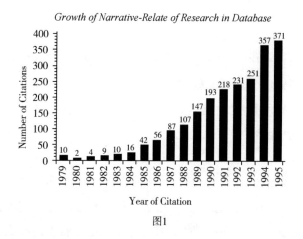

图1

图 1 是郝文(Hevern,2003)对 1979 年到 1995 年间的 PsycINFO™ 和毕业论文摘要(网络版)(Dissertation Abstracts Online)进行梳理的结果(标题是"数据库中与叙事相关的研究的发展",横轴是"引用的年份",纵轴是"引用的数量")。他首先使用 narrative and life history(叙事"与"生活史)、narrative and psychology(or psychological)(叙事"与"

心理学"或"心理学的）、storytelling and psychology（or psychological）or discourse analysis（讲故事"与"心理学"或"心理学的"或"话语分析）作为关键词进行搜索（其中的"与""或"为检索逻辑字段），然后剔除搜索结果中的重复内容，运用 EndNote 2.0 数据库分析软件进行处理。单个文献的时间分布情况即如图 1 所示。从中可以看出 1984 年之后对叙事的研究几乎呈现指数增长，并且几乎没有回落的征兆。

　　为更好地了解 1995 年以后的叙事研究现状以及叙事研究的总体情况，2003 年 7 月，郝文又对 PsycINFO™ 数据库中与心理学有关的文献进行了研究。这一次使用的关键词是"narrat"，从而凡是含有"narrative""narratives""narration""narrations"或者"narrate"的条目都被激活。图 2 显示的就是这次研究的结果。验证了对 1979 ～ 1995 年间的文献研究所发现的趋势，并比当时的研究更为全面。从图 2 可以看出：（1）20 世纪末，在心理学和其他社会科学研究者中间叙事研究的兴趣有明显增长的趋势；（2）从 20 世纪 80 年代开始，叙事研究在心理学领域的力量开始迅速增长。在 PsycINFO™ 数据库的所有引文中，与叙事相关的研究所占的比例从 1960 ～ 1964 年间的 0.058% 增长到了 1997 ～ 2001 年间的 1.49%，相对增长率为 25.69%。

　　这不仅限于英文文献。相信如果兼涉其他欧洲语言，数量还会更多，趋势还会更明显。在我国，台湾地区和香港地区的叙事研究起步比较早：大学、宗教界人士、香港的

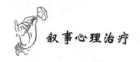

总工会等团体和很多个人都在做叙事心理治疗的研究应用和培训等工作。近年来，在大陆的理论心理学界（包括心理学史界）、心理咨询领域以及教育教学研究领域，叙事研究在逐年升温，呈现出一派欣欣向荣的可喜景象。在心理咨询领域，杨广学在《心理治疗体系研究》一书中介绍了叙事治疗，在《叙事心理治疗的本体论含义》一文中从更为深广的角度探讨了叙事心理治疗的理论和价值。另外叶浩生、乐国安、施铁如、沈之菲诸先生都有介绍。

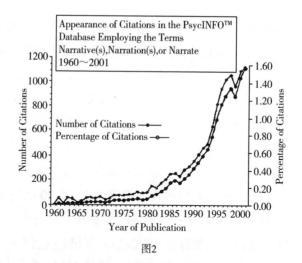

图2

叙事心理学

"叙事心理学"指的是心理学中的一种关心"人类行动的故事性"的观点或者立场（沙宾，1986），即人类如何通过建构故事和倾听别人的故事来处理体验。研究叙事的心理学家所接受的是这样一种概念：人类行为和体验充满意义，这种意义的交流工具是故事，而非逻辑论证和法律规定的格式。布鲁纳（Jerome S. Bruner，1986、1990、1991）曾经做过范式思维和叙事思维的区分，认为两者都是基本的，不可相互替代的。而沙宾（1986）则认为叙事开始取代机械的和生物的隐喻而成为心理学的根本隐喻，前者在过去的一个世纪中对心理学诸多理论都产生了巨大的影响。

五　叙事心理治疗

就文献而言，有关叙事的研究可谓汗牛充栋，从前面的数字（图1、图2）上读者应该有些印象。限定在心理治疗领域，同样不胜枚举，举其要者则有几本书不可不读，有几个人的思想不可不知。就专著而言，以《叙事疗心》（*Narrative means to therapeutic ends*，White，M.& Epston，D.）、《叙事心理治疗实践：希望的考古学》（*Narrative therapy in practice: The archaeology of hope*，Winslade，K. Crocker & D. Epston（Eds.））、《叙事治疗：心仪现实的社会建构》（*Narrative Therapy：The Social Construction of Preferred Realities*，Jill，M.S.W. Freedman，Gene Combs，Jill Freedman）、《叙事与心理治疗》（*Narrative and psychotherapy*，McLeod，J.，London：Sage，1997）、《叙事心理治疗导论》（*Narrative Therapy：An Introduction for Counsellors*，Martin

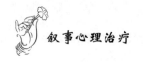
Payne）、《后现代世界中的叙事心理治疗》(*Story revisions*：*Narrative therapy in thepostmodern world*，New York：Guilford Press Parry，A. & Doan，1994）等为要。

其中往往以《叙事疗心》作为经典，虽然这本书的作者非常诚恳地说自己也是在摸索中前进，但在研究中，我们还是发现这本书的引用率是最高的。在我国台湾地区，这本书被翻译作《故事、知识、权力——叙事治疗的力量》，并被称为叙事治疗的首本正式著作，由刘世德先生率先翻译成中文（实际上此前，即在 1989 年有麦克·怀特的《文选》和大卫·艾普斯顿的《文集》与《追随大卫》面世）。目前在大陆还没有见到译本。大卫·艾普斯顿是新西兰奥克兰德家庭治疗中心的副主任。他最初所受的训练是人类学方面的，这段经历对他后来提出叙事疗法产生了重要的影响，有两个突出表现：一是他重视"仪式"的治疗作用；二是他强调文化对信念与成见的重要影响。在叙事疗法理论构建与实践探索的阶段，大卫提出了"叙事"隐喻。另一个作者——麦克·怀特是澳大利亚南部阿德莱德郡达利奇中心的主任。达利奇中心是一个心理治疗与社区活动中心。他最初所受的是家庭治疗与社会工作方面的训练。他对这些领域中传统的理论与实践非常不满，因而提出了许多新的理解。在叙事疗法的发展过程中，他是最多产也最有影响力的重要人物，也是大量的专业出版商追逐的对象，在国际巡回讲学中吸引了大量学者。

的确，《叙事疗心》开启了目前学界所热衷的叙事心理治疗领域。作者在区区四章内容中分别介绍了叙事治疗的一大侧面，勾画出了叙事治疗的基本概貌和细致内涵。其中，关于"外化"如何进行的一章，尤其精彩。另外讨论如何将通信和建档案作为有效的工具在心理咨询中运用的章节也颇具新意。虽然这本书已经出版了十余年之久，但是仍然是学习叙事治疗的必读书。

《叙事治疗：心仪现实的社会建构》从历史、哲学和意识形态的角度对叙事治疗进行了全景式的把握，同时对于具体的临床实践与真实的案例也进行了讨论，其中包括了大量谈话过程的记录节选。这本书主要描述了如何在实践中运用我们通常所说的叙事心理治疗的理念，梳理了过去家庭治疗实践中曾经运用过的各种比喻向叙事比喻的演变，同时解释了作为叙事心理治疗理论基础的后现代哲学中的基本思想。

《叙事心理治疗实践：希望的考古学》一书对于拓展叙事治疗的视野功不可没。这本书力图在学习、语言和认知行为等领域科学研究资源的基础上，呈现当事人和咨询师如何通过合作发掘当事人潜在的能力、才华和资源，从而达到创造一个对当事人的积极的、新的描述的目的。作者使用了很多实践案例，从中从业者可以清楚地了解叙事治疗在各种不同情况下的具体运用，比如治疗酒精依赖、学校心理咨询、社区工作（包括少数民族或者弱势群体社区）、接待曾经遭到性虐待的来访者等。总之，这本书非常实用，学界对它的好评多多，可以和《叙事疗心》相媲美。比如麻省大学"学校与咨询心理学系"著名教授艾林（Allen E. Ivey）热情洋溢

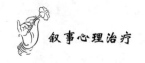

地称赞："这本书非常优秀！可读性强，文字清晰流畅，阐明了叙事治疗的思想，初学者和高阶研究从业者都适用——它的理论性也非常强。我喜欢它的学术性、活力、实用性和对多元文化问题的敏感性。"此外还有很多类似的推荐，比如麦克·怀特说它是"新西兰心理治疗精神的宣言书"，提供了我们可以学习的有力的"榜样"，"非常有启发性"。其他的好评不胜枚举。总之，此书对学习叙事心理治疗的价值非常之大。

马丁·佩恩的《叙事心理治疗导论》则比较浅显地综合介绍了叙事治疗。《后现代世界中的叙事心理治疗》一书对叙事治疗的深远思想渊源从哲学的高度进行了反思，很有指导意义。当然还有很多别的优秀著作，在此不可能一一列举。在本书的末尾特意提供了一个书目，供有研究兴趣的读者做深入阅读之用。

六　叙事心理治疗的新趋势

2007年怀特在美国圣迭戈讲学期间突发重病，英年早逝。大卫·丹保罗（David Denborough）把他的一些文稿整理出版了《叙事实践：谈话正在继续》（*Narrative Practice：Continue the Conversation*）一书。该书的后记中，怀特的遗孀谢丽尔·怀特（Cheryl White）做了一个全球范围的征集，共同完成了该书的后记。在这篇后记中呈现了叙事心理治疗当前的前沿和现状：

对创伤的叙事应对：从卢旺达到巴勒斯坦

对创伤的应对是叙事实践最重要的发展之一。Ibuka 是卢旺达国家种族灭绝幸存者协会的简称。来自 Ibuka 的咨询师正在和国际达利奇中心基金会合作，推动叙事疗法在处理重大创伤导致的记忆问题中的应用。（参见丹保罗，2010a；丹保罗、弗里德曼、怀特，2008）来自巴勒斯坦雷玛拉治疗康复中心的治疗师也在开创能和他们的文化产生共鸣的叙事实践。（参见 AbuRayyan，2009）

机构咨询和教练

在欧洲等地，叙事实践开始被应用于机构咨询、教练和员工社区工作。在丹麦和法国尤其常见。（参见 Blanc-Sahnoun，2010；弗里德曼 & 寇姆斯，2009；Laplante、De Beer；Sorensen）在此引用皮埃尔·布朗可—萨农（Pierre Blanc-Sahnoun）的话来解释：

> 我们在运用叙事的方法应对员工社区面对职场自杀的问题；生活困境和经济危机；裁员计划；本地工厂的解散；等等。在我们的工作中，我们与当地管理部门合作让人们意识到"抵制改变"不是社会问题，而是集体智慧和本地希望和价值观的证明。我们试图解构"管理绩效"的宏大叙事，希望能够建立起强大和谐的工人社区，建立互相尊重的工人文化和生活实践。

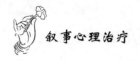
继续做理论上的探索

跟随大卫·艾普斯顿和麦克·怀特的脚步，许多叙事实践者继续吸收治疗之外的思想和启示。包括关注德勒兹的作品（Carey；温思雷，2009），维果茨基（Kutuzova）、利柯、Revel、Levi、Proust（Laplante & De Beer）和大卫·艾普斯顿继续把一些新的作者和思想家介绍到这个领域（包括 Hilde Lindemann Nelson），实践者们继续探索怀特的一些概念，包括"看不见但隐含存在"。关于这个问题的新作品，可以参阅 Carey、Walther & Russell（2009）和《面对种族屠杀的黑暗记忆：Ibuka 创伤咨询师的工作》（丹保罗，2010a）。

研究

尽管怀特对他所谓的"二手研究"颇为怀疑（在和大卫·艾普斯顿的合作中，他把治疗理解为和来访家庭的合作研究），但是关于叙事疗法正在出现大量创造性的研究课题。其中很多课题在达利奇中心网站（www.dulwichcentre.com.au/narrative-therapy-research.html）的研究资源库中可以看到记录。这个研究资料库中包括了 Lynn Vromans 对叙事疗法的过程和效果的开创性研究（Vromans & Schweitzer，2010），约翰·史迪曼目前对叙事疗法与创伤的研究（史迪曼），以及 Jim Duvall 和 Laura Beres 对叙事疗法的实践、培训和研究相

结合的研究。(Duvall & Beres，待印)

叙事实践所激发的社会行动与经济发展

Caleb Wakhungu 的工作和乌干达乡村 Mt. Elgon 自助社区企划是麦克教育的成果。从 2006 年麦克在乌干达讲学到现在，叙事概念已经在 Mt. Elgon 得到广泛的应用，并激发了一系列社会行动和经济发展工程，另外还有"让人们高高地昂起头，穿越阴霾"企划（Wakhung）。这些工程涵盖了儿童、青少年和成年人，效果令人鼓舞。如果有一个工程我们希望麦克见证，那么就是那个工程了。(参见丹保罗，2010b)

翻译中的新发现

随着从事叙事实践的使用英语之外的语言的治疗师的增加，翻译的过程也在促成新的实践形式。这个过程为向这个领域引入新的理解和新的工作方式提供了可能。考虑到这一点，Macela Polanco、Natasha Savelieva 和 Daria Kutuzova 设立了一项"翻译中的新发现"企划（另参阅 Polanco & Epston，2009；Uribe；Grandesso），这些探索有很多形式。从 Yishai Shalif 在以色列古典犹太语社区中对叙事理念的推广，到 Sekneh Hammoud-Beckett 在澳大利亚悉尼市和穆斯林裔年轻人中所做的创造性实践，Hammoud-Beckett 以如下文字描述了这种实践：

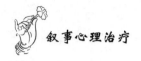

我出生在黎巴嫩的一个穆斯林家庭，我们有丰富的叙事传统。在我的整个童年，都在聆听《天方夜谭》。在和其他说阿拉伯语的人一起工作的时候，叙事实践把我和讲故事的传统连接起来，保存且尊重我们的生活。然而，事情并不是那么简单。比如，在阿拉伯语中名词要么是阴性的要么是阳性的。我们说的每个单词都暗含着与性别有关的潜在期待和意义。叙事视角可以帮助我对这种情况有时候所带来的两难情境做回应。让我可以采取一种好奇和尊重的立场，面对历史、政治和语境对我们生活的塑造方式，游弋于语言形式的影响之间，而不是把普世的西方的思想强加给我们。

各种各样的治疗性文档

《叙事疗心》一书，开启了叙事疗法的大门，此书提出了在治疗领域运用治疗性的信件和文档的观念。现在叙事治疗师在继续探索这些不同形式的文档，包括在一段时间跨度内不断发展的好像有生命的、可以由不同人参与的文档（纽曼，2008）、卡通（Ord & Emma，2009）、绘画（Colic，2007）、歌曲（丹保罗，2002、2008；Wever，2009；Hegarty，2009）、叙事图示"narragram"（波拉）、护身符（Kutuzova）。有些实践者在将日常的报告改为共同协作的身份文件（Stockell）。另外，合作性叙事文档（丹保罗，2008）现在开始在很多不同的情境中运用，包括在越南（史蒂曼）

和墨西哥（Diaz-Smith）。最近在英国，Carry Corney 主持了一项叙事课题，其中运用了文档记录的方法，她将年轻母亲和孩子之间交流和甜蜜的瞬间用摄像机记录下来。这项课题非常成功，能够很好地帮助那些"处在危险中的"年轻母亲，所以在利物浦的难民社区中被不断重复。叙事治疗文档的应用方式有多种可能性，似乎没有止境。

和原住民一起工作

从 20 世纪 80 年代中期以来，麦克就开始与澳大利亚的原住民同事合作，这些合作给我们留下了很多宝贵的遗产，一直到今天还在延续。芭芭拉·文佳德（Barbara Wingard）依然在达利奇中心基金会的很多有关原住民的项目中积极参与。这其中有一个项目最近形成了一项成果，出版了《Yia Marra：美好的故事让精神充满力量——来自 Ntaria/Hermannsburg 的绝唱》（含录制的 CD，丹保罗、文佳德、怀特，2009）。不同社区中的原住民也很喜欢叙事的生命树（达利奇基金会，2009）。芭芭拉·文佳德最近还创作了关于"单边暴力"的外化对话脚本（文佳德，2010），帮助原住民社区中发生冲突的双方之间进行有益的对话。另外，叙事的工作方式被"爱心关联工作者"创造性地运用在原住民家庭成员之间。如帮助很多失去了联系的原住民家庭的成员之间重新建立联系。正如商娜·鲁塞尔（Shona Russell）所说："这些是叙事实践对澳大利亚历史上的不公所带来的现实问题的回应。"（鲁塞尔）

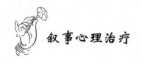
麦克在 2006 ～ 2007 年期间还参与了安大略省多伦多市周围的"邻居社区工程"。该工程力图解决加拿大六国保护区的居民和喀里多尼亚市民之间的地权冲突。这一项目的积极影响还在持续。（Duvall）

活跃的叙事培训项目

目前叙事从业者接受叙事培训的机会远非过去可比。工作坊和培训课程在很多国家都有，包括澳大利亚、新西兰、以色列和北美地区，还有越来越多的选择在不断增加。最新的进展是在新加坡和希腊组织的叙事疗法长程课程，在英国刚刚成立了一个新的研究所，在欧洲正在规划更多的叙事疗法会议。达利奇中心和巴勒斯坦拉马拉的"摧残与创伤受害者康复中心"（Trauma and Rehabilitation Center for Victims of Torture and Trauma in Ramallah, Palestine）合作开展了一个 3 年的项目。此外，达利奇中心国际叙事疗法和社区工作研究生项目每两年都会接受来自世界各地的申请。与叙事疗法培训有关的发展还包括 Martha Campillo（2009）用西班牙语出版的有关叙事疗法教学的专著以及 Geir Lundby 提出的"提问的扶梯"，后者帮助人们顺利使用叙事实践中的支持地图（scaffolding map）（Lundby）。在过去的 5 年里，通过 Augusta-Scott 的培训，麦克的思想已经被运用于对加拿大滨海诸省的暴力男性的工作，他们的虐待行为对这四个省的人口都产生了重要的影响。但这些还只是关于培训的新进展中的一小部分。似乎每隔一个星期，就会在世界各地出现新的叙事培训通知。

治疗领域之外的叙事实践

叙事理念越来越多地出现在咨询与治疗室之外，进入很多其他的领域：比如，对校园中欺负行为的干预，以及在公共正义修复和调停活动方面（Winslade）。"叙事取向的生命之树"（Ncube，2006；另参阅 www.dulwichcenter.com.au/tree-of-life.html）现在被广泛运用于学校或者团体背景中的儿童，"生命的团队"也是如此（丹保罗，2008），这些方法可以运用支持性的比喻，帮助孩子们处理创伤性的经历，而不必直接谈论那些事件。这些方法都是麦克在生命的最后一年在前往非洲的旅行中提出来的。另外一个例子是"英雄书"（hero book），这是 Jonathan Morgan 提出来的：

> 麦克·怀特和大卫·艾普斯顿的工作为英雄书奠定了基础。所谓英雄书，实际上就像被改写了的生活故事记录的"精装版"，用纸张、装订和墨水来装饰。在非洲，这项工作很让人兴奋，因为英雄书现在已经进入了国家课程体系和教学大纲，每一两个学期小学生们就可以在上课时间，在教室里做他们的英雄书。通过这种主流化的做法，通过和政府合作，这项活动真的可以惠及几百万孩子。我想麦克该有兴趣来见证这项进展，来看看他对世界的影响正以这种方式实现。我想他看到孩子们用斯瓦希里语、尼泊尔语、阿拉伯语等书写的英雄书，应该会很有兴趣，尤其是看到孩子们描画的愿望、

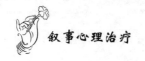

目标以及被外化出来的那些障碍的名字，以及叫作"生命的俱乐部""恶作剧与小技巧"和"回塑派对"的那些书页。（Morgan）

虚拟叙事实践与社区的建设

网络在叙事实践的传播和进一步组织中所起的作用越来越大。比如在俄罗斯，Daria Kutuzova 的工作让人们可以免费看到一些在线出版的资料：

> 这些材料是来自各行各业的人发现的。叙事可以给一个社区感被破坏的社群中的人们一些工具，让他们可以重建社区，首先从网上分享共同关心的事情，然后逐渐把这些做法在"真实生活"中推广（即在"线下"实现）。叙事世界观尊重对话者，重视社区，鼓励社区成员的贡献，围绕共同的主题把人们的生活关联起来，探索新的认同领域，已经开始成为一种（亚）文化现象，启发人们创造自我交流和人际交流的飞地，为实现这个目的提供工具。比如，第一届俄罗斯"地下"酷儿基督教大会的组织者采用叙事实践中的"见证"和"界定仪式"（为安全考虑只能"地下"地举行，因为在我们的社会中对同性恋的恐惧、无知和攻击还是非常严重的），通过叙事实践大会庆祝多元性的气氛比以前要开放得多。（Kutuzova）

在线叙事疗法培训也在增加（参见 Sax，2008；Sax

& Hughes），叙事联络：国际叙事实践者网络（www.dulwichcentre.com.au/narrative-connections.html），目前注册的会员已经涵盖 37 个国家。从会员列表可以看到很多有关叙事实践的网站和博客，有多种语言形式。

2009 年，《探索：虚实实践》电子杂志上线，这是叙事理念和实践故事传播的另外一个重要进展。这份免费的电子杂志有来自世界各地的组织支持，希望可以给培训 / 督导资源目前还很匮乏的地区的叙事实践者一些支持，比如 Maksuda Begum，正在努力向孟加拉国引介叙事。（Begum，2007）

根据麦克的思想对处于困境中的社区的回应

麦克去世以后，他的很多思想被用来指导人们对处于困境中的社区的回应。达利奇中心基金会正是为了这个目标而建立的。最近在波斯尼亚（Bosnia）的斯雷布雷尼察（Srebrenica）开展了一个项目。关于这个项目的更多信息可以参阅 www.facebook.com/pages/Dulwich-Centre-Foundation/30531674546。"集体叙事实践"是一种帮助社区和团体面对困境的新兴领域。（丹保罗，2008）

心理健康领域中的叙事实践

因为麦克非常想对心理健康实践产生一点儿影响，似乎在此列举一些精神病学机构实践叙事的例子非常重要。奥地利萨

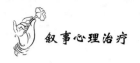

尔斯堡儿童青少年精神病学临床大学的例子便是其中之一：

> 尽管我在门诊上已经运用叙事的思路多年，我们最近才开始对住院儿童青少年精神病人实施叙事疗法。我们最近的进展是要策划一个由住院青少年病人组成的治疗小组。我们选用的工作小组名称是"从内部破坏性声音中解放出来"。麦克·怀特关于外化对话的思想在我们的机构运用得很好。在这个年轻人组成的小组中，我们希望通过建立他们和那些自我憎恶、自我伤害的内部声音之间的距离，发现他们生活和交往中潜在的故事线索，并为他们提供帮助。除了别的一些方法之外，我们还会用到来自别的有过类似经历的年轻人的信件。这些信件中，他们会给这些组员提一些问题，刺激他们对这些问题进行仔细的检视，并对这些问题进行曝光。在我们的工作情景中，我可以看到这种在住院病人群体中的做法是受到叙事理念的影响的。（Kronbichler）

另一个重要的例子是 Ruth Pluznick 和 Natasha Kis-sines 的工作，他们为父母双方或照看人中有罹患严重精神健康问题的家庭提供服务（Pluznick & Kis-sines，2008、2010）。他们的工作不但可以提供一个空间，让年轻人和成年人可以从精神健康问题的控制下挽救回自己的亲人，而且启发人们去思考："如果我们放弃'正常家庭'的观念，生活可能会如何改变？"（Pluznick）

现在在心理健康的领域有很多应用叙事理念的例子，从美国的日间治疗项目（Kazan）到澳大利亚的心理康复服务

（O'Neill），再到日本的心理教育（Komori）都是。

治疗师的生活：个人的思考

一开始，麦克就对叙事实践对治疗师生活的影响和对来访者的影响感兴趣。（怀特，1997）简单概括了叙事理念在如此众多的专业背景中的应用和发展之后，有必要在此从治疗师们个人的角度来思考如何继承麦克的精神遗产。麦克所有的作品中，被治疗师们引用最多的可能是《再打个招呼》（1988/1998）和他关于重建和去世的人的关系的观点，治疗师们大多感到这两点对他们的生活影响很大（Hedtke；Navartnam）。来自墨西哥的 Cuqui Toledo 这么解释：

> 我想换种方式来回答这个问题，通过我的亲身经历来回答。麦克第一次来墨西哥，我见到了他，并对他的文章《再打个招呼》表达了感谢。我告诉他这篇文章对我很有帮助，让我有力量继续前进。当我告诉他我的儿子几个月前如何因为艾滋病去世时，我看到他的眼睛里也闪着泪花。我本来觉得他流泪可能是因为这边城市里的空气太糟糕，可是我问他的时候，他告诉我："我流泪是因为我可以感到你在这段日子里所经受的痛苦"。从那一刻起，我决定要做这样的治疗师，可以像麦克对我一样对别人。（Toledo）

Kaethe Weingarten 也有类似的话：

> 在此之前，我可能会说麦克的思想框架把宏观世界

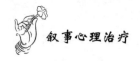
对社会政治状况的分析和微观世界的日常生活的政治联系在一起，这一点对我的实践很有启发：包括我的实践和我的作品。今天，我意识到在我们的家庭生活中，很多关键的时刻，叙事理念可以提供一个建立意义的基础，很有建设性，让生活充满活力，安抚羞愧、怀疑和悲伤的感觉，鼓励好奇和力量。我觉得麦克的工作在未来要靠这种洞见：个人的就是专业的，反之亦然。我有过很多这种"啊哈"的时刻，这些时刻对增强我在各个角色上的力量都有帮助。叙事在各个地方的适应，不仅仅来自人们对叙事理念的欣赏，而且来自叙事理念对人们个人生活的改变。（Weingarten）

还有一个重要的个人逸事值得一提，就是 Jeff Zimmerman 的故事：

> 我记得在80年代末我和麦克的一次对话。我当时在运用叙事疗法帮助来访的伴侣。麦克似乎对我的想法非常感兴趣，他总是那样。我和他分享了我的想法，麦克说："那似乎是非常好的工作方式"。当时对我的影响非常好，好像一扇门被打开了……自由！我们的工作可以有很多不同的方式。（Zimmerman）

作为一个朋友的外部见证实践

这种从事叙事实践的自由在一个地方得到了形象的表

达，那就是香港地区。秦安琪说麦克的思想在那里成了实践者们的朋友。特别是外部见证实践，麦克常常说这是他所熟悉的最有力量的治疗实践：

> 在看到它们不但对我们的帮助对象产生了深刻的影响，而且对我们的工作人员和专业认同产生了深刻的影响之前，我们无法想象外部见证实践的含义。在香港很多社会服务机构已经创造性地提出了自己独特的外部见证方法，帮助各行各业的人们：老人、年轻人、父母和被边缘化的人群。其中有一个项目叫作生命银行，即通过外部见证建立和修复吸过毒的年轻人、没吸过毒的年轻人、吸过毒的年轻人的父母和没吸过毒的年轻人的父母之间的关系。但是还有很多别的项目，有些关注有性骚扰／虐待经历或被同性吸引的人。麦克的思想已经成了我们的朋友。（秦安琪）

未来

这篇后记已经接近尾声，我们将展望未来，似乎应当在此表达一些巴西治疗师的观点。对巴西治疗师们使用叙事理念的方式，麦克非常感兴趣。他非常赞赏他在巴西所遇到的那些充满活力且思维缜密的治疗师们。2011 年第 10 届国际叙事疗法与社区工作会议在巴西萨尔瓦多召开。毫无疑问，此次盛会为推动各种叙事实践的方式继续前进做出了积极贡献。其中有一项特别让人激动的发展即 Marilene Grandesso

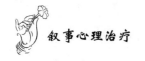

把叙事疗法和所谓"社区治疗"的结合：

> 当地的一项创新是巴西精神病学家 Adalberto Barreto
> 根据叙事实践创立的社区治疗联盟。在我负责的这个研
> 究所里面，我们可以和社区合作，不但改写参加的个人
> 的故事，而且可以建立集体的"组织"，改变社区集体
> 认同的故事。在社区治疗中，运用集体叙事文件可以在
> 最后的仪式上让对话的片段保持鲜活，把它们转化为美
> 好的片段。(Grandesso)

另一位巴西治疗师 Maria Agela Teixeira 有力地说明了治
疗师是如何继续开发新的叙事疗法形式的：

> 正如作家使用我们每个人都可以用的词汇创作，
> 我也希望在巴西我们的叙事实践者也可以使用如此新
> 的叙事疗法。我们将使用叙事的创始人麦克·怀特和
> 大卫·艾普斯顿所奉献给我们的词汇、概念和实践来
> 创造一些新东西。这是我们表达感谢和尊重的方式。
> (Teixeira)

这种精神与笔者在前文所回顾的叙事疗法发展的历史是
一脉相承的。尽管叙事疗法最早从澳大利亚和新西兰发展起
来，使用的是英语，可是恰如这篇后记所传达的信息，叙事
疗法的未来将是多元的，将会有各种各样的叙事实践者。其
中有很多让人非常兴奋的发展，正在非洲、亚洲、中东和南
美出现，叙事的对话正在运用西班牙语、葡萄牙语、阿拉伯
语、中文、希伯来语等进行着。

还有非常重要的一点是专业领域之外的很多人也在运用和改变叙事实践。正如 Angel Yuen 所说的：

> 看到来自不同背景的人在他们自己的社区中开始运用叙事实践，让人欢欣鼓舞。包括一些不同文化背景中的社区领导、牧师、心理健康服务的消费者、社区工作者。因此，想到叙事实践的未来将创造很多平台，为儿童、青少年、成年人和被边缘化的群体服务，让他们可以和别人分享自己的声音、技能和知识。我一直以来的一个愿望就是我们大家可以运用我们作为专家的优势和特权给我们今天尚且稚嫩的孩子和年轻人们提供一个机会，让他们可以成为未来这个领域的叙事实践的领导者。（Yuen）

这个过程已经开始，但还需要不懈的努力。除了其他的一些因素之外，努力工作和合作历险的精神是我们所了解的叙事疗法的发展中最重要的两个因素。我们大家这么多人在继续继承麦克的思想，尽管我们彼此各不相同，但这一点让人深感欣慰。

注：

为这篇后记贡献文字的实践者非常多。欲深入了解我们编辑的这些文章，请参阅：www.dulwichcentre.com.au/michael-white-archive.html。

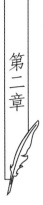

第二章

外化：面对问题本身

人不是问题，问题才是问题。

——麦克·怀特（Michael White）

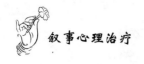

叙事心理治疗将心理助人活动关注的焦点从个体的自我身上，转移到个体所纠结的问题上。通过一系列的探寻，帮助当事人将自我和自己所遇到的困扰分解开来。因为，来访者会将自己所遇到的困扰"内化"为自我，譬如一个遭遇灾难的人，可能会因此产生"我是一个不幸的人"的自我界定。这种界定会大大削弱来访者改变的动力。这种自我界定甚至会让改变成为在心理上不可企及的东西。这种将人和问题分解开来，把注意的焦点放在问题上的过程，就是外化。它并不是推卸责任，也不是自欺欺人，而是一种真正负责任的态度，一种新的、具有解放力量的人生哲学，一种"无我"的心理学在心理助人活动中的具体体现。

一 内化：问题产生的基本途径

"内化"（internalize）在心理学上不是个新名词，它是法国社会学家图尔干首先提出来的一个心理学概念，指人们通过认知将外部事物转化为内部思维的过程，其主要含义是指社会意识向个体意识的转化。用叙事心理治疗的语言来说，就是个人按照文化中的支配故事框架建构和诠释自己的生活的过程，也就是充满问题的自我叙事形成的过程。

个人或者一个文化团体（community）在理解过去和构想未来的时候，通常要依据自己所在的文化中的支配故事，并以此作为基本的框架。这种基本的参考框架在解释生活经验的过程中是被默认的，所以往往不容易进入个人或者文化共同体的意识。

　　曾经有这样一个故事：一位旅游者来到一个小山村，他见到一个牧羊娃，于是问他，你放羊是为了什么？答：为了娶媳妇。你娶媳妇是为了什么？为了生娃。你生娃又是为什么？牧羊娃想一想，答道，还是放羊。牧羊娃的回答受到了这位旅游者的耻笑。但是这位牧羊娃的生活，是否仅仅是一个愚昧的特例？

　　在希腊神话中，那位叫作西西弗斯的大力神因为触犯了诸神，被罚将巨石推到山顶，而由于自身的力量有限，巨石总还是滚下去，西西弗斯不得不下山再往上推。诸神都觉得没有比这种机械重复、无休无止的劳动更严厉的惩罚了，而西西弗斯则乐此不疲，用每一个坚实的脚印书写着自己不懈的追寻与充实的人生。这个神话故事成了执着的精神象征。

　　放羊娃的牧羊事件和西西弗斯的推巨石，是否可以当作一种对人生的抽象？放羊娃在建构和诠释自己的生活的时候，在他看来只有这种框架可以参考——这是他的父亲、父亲的父亲乃至更早的祖先一代代传下来的。但是有很多人没有放羊娃那么幸运，他们所参考的框架可以有很多种可能，他们有更大的叙事空间，但也因此丧失了做叙事者的力量。很多人在嘲笑放羊娃的狭隘的时候，可能并没有想到自己其实也在放羊。

　　有一位老师曾经问他的学生：为什么上学？学生回答为了上大学。又问，为什么上大学？回答是为了更好地发展。再问，什么叫更好的发展？回答是找好工作、买车买房、找

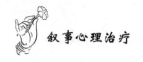

好对象、生好孩子。接着问，为什么要生孩子？回答是：让他上大学。

二 外化的含义

外化是叙事治疗对待"问题"的立场和策略，即认为当事人的"问题"是他们内化了的"自我"。当事人往往认为问题就是自己的一部分，就像身上的器官那么真实。但实际上"问题"是内化的结果。很多从文化中、从制度化了的对话中衍生出来的一些预设会让人把问题归咎于自己的身份、人格或者不可避免的条件限制。其实这些让人把问题内化为自己本身的一部分的各种假定本身也需要进行仔细的审视。怀特把这个过程称为"外化具有内化作用的话语"。叙事治疗要通过运用背景、命名、改换指称方式等方式帮助当事人领悟到人和问题不同。

比如当事人可能说"我有抑郁症"，其实这是对他一系列的不舒服体验的一种简化，这种简化阻碍了他与自己的进一步交流。其实不但"问题"和人不是一回事，"力量"也不能被认为是人内在的素质。比如有人说"我是心理医生"，这很可能成为个人心理进一步成长的障碍。各种生活的张力其实都是内化的结果。当然外化是有边界的，并不能成为推脱责任的借口。比如一个经常殴打妻子的人可能会说"这是童年经历造成的"或"这是社会教育造成的"。这些解释都是对外化的误解。

外化不但要帮助人理解当前的问题叙事是如何形成的，而且要帮助人从根本上改变开创未来生活世界的叙事方式。更重要的是外化的立场贯穿叙事治疗的始终，同时提供了一种安排生活的途径，可以让人安身立命。可以说外化是叙事治疗的一个重要特征。

三　外化对话的操作方法

在实践的层面，关注被内化了的问题是外化对话的第一步。比如对于一个称自己有"抑郁症"的人，咨询师应当关注来访者的"抑郁症认同"是如何形成的。关注来访者围绕"抑郁症"的一系列故事，包括有关他自己与"抑郁症"之间的关系的故事。比如对于一个能够把抑郁和"自我"分开的人，我们就可以问"抑郁"对生活施加影响已经多久了，哪些因素会促使它出现，它出现的时候会如何影响他的生活，抑郁的影响什么时候最强什么时候最弱，什么东西会维持抑郁，什么东西会抑制抑郁，等等。这些问题可以把抑郁放在一个故事情境中，从而可以使人开始了解抑郁为何会对生活产生如此大的影响。同时可以为当事人从抑郁的控制下解脱出来提供参考信息。能起到外化作用的对话可以扩大人思考的范围。等到当事人能够理解人和问题的关系是历史文化塑造的之后，就可以探索性别、种族、文化、阶级等权力关系是如何塑造问题的。通过思考自我认同形成过程中政治因素的作用，就可能对生活产生新的理解，减少自责的影

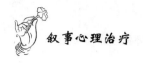

响，增加对更大的文化故事对我们的生活故事的影响的认识。这样，我们可以把有外化作用的对话理解为一种"小政治"活动。它把历史文化建构的东西重新放回历史文化中去考查。这样就比把问题放在个人身上增加了很多行动的可能性。

外化地图

为了帮助同行更好地运用外化对话技术，怀特在实践中总结出了一套行之有效的询问方式。当然，这并不是外化的标准模板，不是说所有的外化工作都要遵循这个程序。只是怀特在实践中这么做，发现对当事人有帮助，可以作为一种参考。他运用"地图"这个比喻，就是说不能把这个过程当作对话的实质，或者说不能把地图等同于疆土，地图只是个示意的方向。在他的外化地图中，他把外化分为四个步骤：命名问题、询问影响、评估影响和论证评估。

1. 命名问题

老子说："物名之而成。"在没有命名之前，谈话的对象是弥散性的。如果没有具体的谈话对象，会谈就没有方向性，不能聚焦，不能成为有效的交流。在实际运用问题外化的技巧时，可以通过一些描述词，将问题具象化。廖本富（2000）提到一些提问方式，如："那个'问题'长得像什么？""它今年多大了？""'忧郁'是如何向你进攻的？你又是如何反击回去的？""'愤怒'的任务是什么？它如何控制你？""'自卑大王'对你的要求是什么？当你迎合它的要求时，你做了什么事情？""你是如何制服这个强而有力的'愤怒巨人'，使它成为你的仆人的？"以及"你是如何打败'羞耻感'这个家伙的？"

问题命名的名称应该是名词，并且要尽量贴近来访者的体验，通常要使用来访者的语言。命名的过程要和来访者商量。

倾听来访者描述他所处的困境时，要注意是什么东西在困扰他。比如说，如果来访者说："我在这件事上感到十分内疚"，那么我们可以询问"这种内疚感给你带来了什么障碍"。如果来访者说："我儿子总是捣乱"，我们可以问"这种'捣乱的做法'会给你和儿子的交往带来什么障碍"。

外化出来的问题名称可能会在咨询过程中发生改变。如果命名出来的名称不止一个，可以询问来访者它们之间存在什么关系。如果有关系，往往可以给这个关系命名。如果没有关系，则可以询问来访者哪个问题比较重要，询问来访者希望先谈哪个问题。

外化过程中常用的一个技巧是把来访者使用的动词或者形容词换成名词。比如如果来访者说："我们经常吵架"，我们可以说："这种争吵……"如果来访者说："我很抑郁"，我们可以说："这种抑郁的情绪……"有时候来访者会使用一些形象的描述，比如"心里面好像压了一块石头"，我们就可以问："这块石头有多大？它是什么时候到你的心里面去的？"

一开始，没有找到合适的名称之前，不妨把问题称为

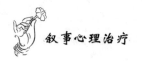

"它"或者"这个问题"。

总体上来说，命名包括三个步骤：让来访者详细描述其难题，了解这个问题在来访者生活中的发展过程，和来访者商量一个贴近其体验的名称。

2. 询问影响

如果命名的过程做得理想，来访者往往可以不再使用第一人称代词。不再总是说："我如何如何"，而是开始说："这件事……"这个时候就可以进入第二步：询问问题对人的相对影响。

这里主要了解三个方面的内容：

第一，问题对来访者的哪些方面有影响？有什么影响？哪些方面影响大一些？哪些方面影响小一些？

第二，如果把问题比作一个人，有自己的想法的话，它是要把来访者的生活引导向何处？它是气势汹汹的还是慢慢悠悠的？

第三，来访者生活中哪些人、事、物是对问题有利的？或者说什么因素会增强问题的力量？哪些因素会削弱问题的力量？

3. 评估影响

了解了问题对来访者生活的影响之后，可以邀请来访者做一个判断：这些影响或者改变是不是自己想要的？这些影响是好的、坏的还是不好不坏？通过这个阶段，可以帮助来访者做一个选择。通常在外化之前，来访者会感到自己没有选择，只能受制于问题。

4. 论证评估

在这个阶段，邀请来访者说明自己对影响的评估。如果问题对其生活的影响是好的，就要了解为什么是好的？好在哪里？如果是坏的，就要了解坏在哪里？阻碍了来访者哪些愿望的达成？如果好坏参半，也还是一样可以询问原因。

外化的对象

外化不是一种技术，可以在这里用在那里不用，对这个人用对那个人不用，所以什么东西可以外化、什么东西不可以外化实际上不是一个选择的问题。咨询室中的任何问题都可以使用外化式对话，只要保证外化适合特定人的体验，外化的范围可以包括来访者所有的经历、描述和想象。

外化式对话也可以出现在咨询室之外。团体、工作场所甚至社区都可以在各种各样的情况下使用外化式对话。在教育工程中运用社区外化式对话的著名案例之一发生在非洲东南部的马拉维。在那里外化式对话被用来对付艾滋病危机。艾滋病造成的社会印刻效应和自闭等问题导致了社区的分裂，它们被外化，其中"艾滋病"被拟人化地称为"艾滋先生或艾滋女士"。这样整个社区就能够和表演"艾滋先生或艾滋女士"角色的人对话，从而应对艾滋病的策略、希望和梦想得以表达，并且把整个社区团结起来。外化和拟人化的另外一个情节"爱心女士"也号召了集体的积极行动。

外化的过程是我们和当事人合作的过程。开始谈话之前

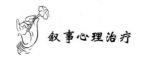

我们已经相信，问题不在他的身上，而是他所生活于其中的特定文化塑造的，这就会决定我们会问什么样的问题。当一个人描述自己的方式非常消极时（比如，我是个毫无用处的人），外化的机会就出现了。同样，如果一个人谈到某种特质，似乎认为这种特质是自己身上"内在的"（比如，"是我的勇敢帮我渡过难关的"），那么就应该利用这个机会来丰富对这个特质的描述。通过外化我们可能"揭开"这个特质的面纱，了解它的历史，了解它与哪些问题的解决技术和知识有关。

在实践中我们发现，给外化的内容取一个恰当的名字非常重要。通常，被外化的生活故事的比喻（如责备、争吵、内疚、担心、害怕、忌妒）是由来访者说出来的。有时候要决定外化什么东西还要花一点儿时间。比如有个人说问题是"焦虑症"，很可能这不是来访者自己的话，从而不是恰当的外化表述。通过讨论，来访者可能会说出自己的表述，比如"恐惧袭来""颤抖""摇晃"。无论是什么说法，关键是要和当事人的体验非常接近。这是因为一旦问题的名字接近人的体验，就意味着当事人的潜能和创造性更容易出现。比如对于一个孩子，很难想象自己对周围的麻烦有什么招数，但是如果让他思考如何处理"调皮先生"，问题就不一样了。同样，对一个普通人来说处理"袭来的恐惧"可能比处理"焦虑症"更有办法（处理"焦虑症"可能被视为一个很专业的领域）。当外化的问题的名字与当事人的体验非常接近的时候，就可以引起他们的共鸣，激活他们自己的策略、技巧和观念（在他们自己的生活中获得的），这些资源更有利于解决他们的困境。

根据我们的经验，外化的内容会随着时间发生变化。人和问题的关系随着咨询的进行会变化，所以随着他们经验的变化，外化的内容也要相应地变化。外化式对话可以有非常大的弹性和创造性，它一直进行。我们不能用一个星期的外化语言，再用一个星期的内化语言。整个治疗过程中要一直使用外化语言。

还有一点值得说明，就是被外化的问题可以有不同的命名。当参加治疗的人员不止一位的时候，经常出现外化问题的命名不一致的情况。有时候和一个家庭交谈，被外化的问题可能有五个名字，尽管可以有不同的名字，他们往往能够同意一个一个地讨论。

四　外化的功能

梅姬·卡莉和商娜·鲁塞尔曾经将外化的很多具体问题集中起来，以《关于外化常见问题的解答》为题发表于《国际叙事心理治疗与社区工作杂志》2002 年第 2 期上。她们把外化对话的功能总结如下：

（1）在外化式对话中咨询师不必采取解决问题的专家立场，不必扮演洞察别人心理体验的专家。相反我们可以保持对问题的一种好奇，然后和来访者一起探索问题的来龙去脉，一起寻找他们与自己的问题之关系的另外某种可能。

（2）非常重要的一点是，咨询师不需要再因为问题责怪

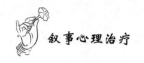

别人，这是一个解脱。同时咨询师可以和来访者一起探讨问题的影响和表现，一起寻找减弱问题影响的方法。

（3）外化式对话几乎总是涉及权力和政治。有很多心理学和心理治疗都是社会主流文化的卫道士，自觉不自觉地倾向于把社会问题转嫁到个人身上。通过外化式对话，我们可以弄清楚问题是怎样在现实的权力关系中被塑造出来的，从而可以帮助来访者不再把自己认同为问题本身。所以，心理治疗具有政治运作的意味，即将个人从社会历史文化的局限中解脱出来。

（4）在外化式对话中，咨询师可以用很多不同的立场来提问，有时候像是个记者，有时候像是个历史学家，有时候像是个侦探。

（5）我们不再仅仅讨论个人的内心和他们的错误以及解决方案。我们是在谈论生活史和人际关系，我们还可以为当事人走过的生活足迹做见证。

（6）在和那些有暴力倾向的男性进行外化式对话的时候，可以给他们创造很多机会，让他们讲述通过其他的方式显示男子汉气概的经验，帮助他们找到对自己的行为负责的方式，以一种非暴力的方式来重新安排自己的生活。

（7）在外化的操作中，咨询师可以聆听人们叙说生活中感人至深的亲情和真诚的关系，而这些会帮助人克服心理问题的影响，会给人以新的希望。

（8）外化式对话让治疗师参与到当事人从心理问题的控制下拯救自己的过程中，从而学到新的人生经验。

问题外化在叙事疗法中占有举足轻重的地位，怀特和艾普斯顿（D. Epston）在咨询工作中发现，将问题外化有助于个人问题的解决，并且可以达到下面所列出的一系列功效（林杏足，2002；廖本富，2001；廖世德，2002）：

（1）减少人际间无益的、非建设性的责任归属的冲突。

（2）降低当事人面对问题的失败感和挫折感。因为个人容易在努力解决问题却仍然失败之后感到无力、无助、懊悔、消沉。

（3）提供方向，让人们可以相互合作、共同努力来面对和对抗"问题"，避开问题对生活和家庭关系的负面影响。

（4）开启新的可能性，使人能够采取具体行动，以摆脱问题的困扰，恢复正常的生活机能与家庭关系。

（5）面对"严重得要命"的问题，外化可以让当事人轻松下来，从而能够采取更为有效的措施来减轻精神压力。

（6）提供"对话"的可能，使人不必仅仅通过个人"独白"来面对问题的困扰。

五 外化需要注意的事项

尽管外化有各种各样的好处，但是在运用的时候还有很多难题需要特别小心。马丁提出以下几个需要注意的问题（Martin，2000，第 62 页）：

（1）如果不在后结构主义的概念框架下运用，外化的价值就会非常有限。

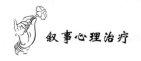

（2）使用外化不一定总是恰当。

（3）通过"命名"来外化问题，有时候会显得过于简单化，很难给来访者提供具体的帮助。

（4）外化不适于用来界定具有强迫特征的行为。

同时他还提出外化可能存在治疗伦理的问题（同上，第67页）：很长时间以来，外化的伦理问题一直在困扰着我。我感到自己似乎在运用一种技术影响别人，却不让人家知道。我知道是"为他好"，但是别人不知道。或许我在攻击别人的信念，他们相信"我就是问题"，但是我在攻击这个信仰却不告诉他们。我在想："不把问题看作是他的人格的一部分，而把它看成是和当事人的自我分开的对他们有好处，外化能帮他们做到这一点。"

马丁·佩恩对叙事心理治疗的伦理问题思考的结论是："无论如何叙事心理治疗是透明的——没有什么隐瞒，来访者可以清清楚楚地听到我所说的话。在运用外化语言的时候，我根本没有强迫来访者接受什么。个人中心疗法中有'个人必须和真正的内在自我发生实质性的关联'的假设，精神分析中有关于移情过程的假设。叙事心理治疗的外化假设并不像它们那么隐秘。"（同上，第68页）

虽然在马丁看来叙事心理治疗的确是透明的，但是这种对透明的理解是否与罗杰斯相同呢？我们还是看看罗杰斯是怎么说的：

> 我们已经发现，当心理治疗师是他所是，当在关系中对他的当事人真诚以待，不加"掩饰"和不戴面具，

在那一时刻使之开放地变为他自己的流动的感受和态度，这就可以促进个人的转化。我们使用"和谐一致"（congruence 亦可译为"真诚透明"）这个术语来试图描述这个条件。我的意思是说，治疗师正在体验的感受对他自己是开放的，对他的觉知是开放的，而他个人也能够体验这些感受，成为这些感受，并在适当的时候表达这些感受。没有人能够完全达到这种状态，但是如果治疗师能够更多地倾听并接纳他内心正在发生的一切，越能够无所恐惧地体验自己的复杂感受，他的和谐一致（真诚透明）的程度就越高。

似乎罗杰斯更强调个人内部的直觉、情感、身体感受。他认为每个人都有自己的原始性的机体智慧。但是这些在叙事治疗中很少见。这个差别导致了当前心理治疗界相当激烈的争论。争论的话题主要有两个：一是心理治疗的超越性（transcendence）问题；二是主体的身体化或者说身体体现（embodiment）问题。本书不能详细展开有关的讨论，感兴趣的读者可以参考本丛书系列中另外两本书《超个人心理治疗》和《象征与叙事：现象学心理治疗》中的有关章节。

最常见的反应是感到轻松—— 因为他们自己不是问题，能够有更多的方式接近他们自己的其他故事，接近他们生活中曾经非常模糊的其他方面。

外化式对话让问题不再居于"生活的中心"。也就是说在人和他的各种问题之间创造一个空间，无论问题是什么。以前认为自己毫无价值的人，现在开始认识到"无价值感"

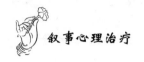

控制着他们的生活。"无价值感"的产生是有历史的，人可以摆脱它的控制。

问题外化之后，就可能认清问题产生的机制，从而可能找到削弱问题的方法。比如，如果"无价值感"开始严重影响一个人的生活，很有可能是某些价值观、评断或者被虐待导致的。外化式对话可以提高我们对这个过程的认识，并且可以一起探索更多可以避免它们的消极作用的手段。

等到问题被外化了，可以让人在应对和问题之间的关系上采取一个立场。这不仅仅是"支持"或者"反对"那么简单，因为经验总是有个过渡，比较复杂。比如在外化"无价值感"的对话中，一个人可能既希望除去"无价值感"，同时还要能够保留自己"反思自己的行为对别人的影响"的能力。让人在与问题的关系上选择一个立场，有利于给人更多空间，帮助他们开始摆脱问题的控制。但是要考虑到经验的复杂性。

当一个人后退一步，与问题分开，就可以思考问题的历史和消极影响，可以意识到自己现在所处的立场与以前习惯了的位置不一样。这个立场往往没有自责、评判等。

当问题不再是生活的核心之后，谈话的中心内容将是一个人对自己的生活的认识和处理技巧，这些对于处理问题有非常重要的价值，是要进一步挖掘的东西。并且一旦认识到问题和与问题有关的人本身不是同一回事，朋友和家庭成员就会更愿意团结到来访者的周围，成为他的支持小组，可以帮助他维持应对问题的努力，在他打退堂鼓的时候提供支持。随着来访者羞耻感的降低，问题不再被内化，集体行动的可能性就变得更大。

外化谈话对我们咨询师的作用也很大，这将在后文中详述。

六　外化对话的难点

外化谈话和别的治疗方法一样，必须通过一定时间的严格训练才能做好。一开始很多心理治疗师会觉得外化的语言很奇怪，运用起来比较笨拙。甚至有的人会觉得谈话进行得很别扭。要将这种谈话方式天衣无缝地融合到工作中，需要时间和训练（包括咨询情境中的训练和咨询室外面生活情境中的训练）。

同时，要完全形成外化谈话所依据的思维方式也需要一些时间。外化谈话挑战内化的做法，而内化的做法在日常生活中根深蒂固。因此外化不仅仅是一种治疗"技术"，而且是一种生活态度。那些来咨询的人通常习惯于日常的内化做法，总是"想方设法"把问题放在自己身上。作为叙事治疗的咨询师，我们有责任帮他们找到采取不同的理解和行动的参考框架。刚开始接触外化式对话的时候，对这些新的思维方式，我们需要花点儿时间来适应。对我们很多人来说，外化式对话代表着一种看待我们自己的生活和我们要帮助的人的生活的非常特别的视角。

从实践的角度考虑，咨询师在运用外化式对话的时候的确经常遇到一个麻烦，那就是在外化式对话中哪个比喻更

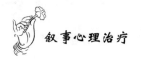

恰当。

有时候，当问题被外化之后，来咨询的家庭往往用"斗争"来比喻他们和问题的关系。他们可能会说自己希望如何"打败""击溃""消灭"问题。作为咨询师，有时候会感到很为难。斗争和争夺这样的比喻经常出现。我们咨询师是否应该使用它们呢？有时候斗争之类的比喻会造成紧张和压力，结果很多细微的体验就被忽略了。冲突和斗争之类的比喻还可能重复我们不希望出现的生活体验。然而在另外一些情况下，人们完全在纷争中生存的时候会觉得斗争之类的比喻对于描述他们的生活最合适（比如面对致命的厌食症或者自我怨恨等）。

有一点似乎比较重要，就是我们作为咨询师不要主动提出斗争之类的比喻，并且我们对那些可以让问题不那么占据来访者生活中心的比喻要有敏感性。比如"摆脱问题的影响""改变和问题的关系""和问题建立契约""给问题搞破坏""训练问题"等。另外的比喻还可以包括自己想接受问题的哪些方面的影响，不想接受问题的哪些方面的影响。非暴力的、非敌对的、非对立性的比喻有无数的选择，都可以帮助来访者减少问题对他们生活的影响。

叙事治疗的文献中，强调对立的比喻或者鼓动消灭问题的比喻几乎没有，作为叙事治疗咨询师，我们所要做的是尽量多地给来访者提供可以替代那些对立性的比喻。要做好外化的工作，最好选择一些温和的比喻。比如运用"教育问题""训练问题""和问题停战"等，不用"和问题做斗争""击溃问题""杀死问题"等。

如果有人对别人很不好，欺负人、取笑人甚至对别人施加暴力，治疗中该怎么办？在这些情况下能否使用外化式对话？

对这样的当事人，我们作为咨询师，绝对不能通过外化的操作为他们开脱责任。有很多外化式对话的方式可以让人更可能积极地对自己的行为负责，避免问题的发生。作为咨询师我们一定要谨慎区分各种情况，区分不同的治疗阶段，能够从总体上把握治疗的走向，清楚地体察各种伦理的、人际关系的敏感点，并且能够恰当处理。

外化不是把人和他们的行为或者行为的真实影响分开。外化式对话的一个主要方面是详细地发掘外化出来的问题对来访者或者有关的其他人造成的影响。通过详细地发掘问题的影响，外化式对话可以用来帮助来访者对问题的影响采取一个立场，和其他有关人员一起面对问题的影响，减少问题的影响。

和曾经使用过暴力的人（比如说对妻子有明显的虐待倾向的丈夫）一起做咨询的时候，不可能仅仅依靠把"暴力"或者"虐待"作为问题外化出来，就可以有效提高来访者的责任感，或者减弱这个当事人的暴力或虐待倾向的负面影响。外化式对话的一个重要方面是要探讨是哪些特定的观念、想法和做法维系着问题的存在。特定的"暴力"的背后可能是"对别人的评价""削弱别人的行为表现""行使权力的行为表现""不细心""控制别人的行为表现""不合

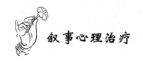

群""思维丑恶""残酷的行为表现""优越感"等。在对话中小心地清晰表达这些做法和想法的影响非常重要。通过表达，可以帮助当事人更清楚地看到自己生活方式的根源及其演变的历程。当一个人能够追溯这些想法和做法的真实效果的历史，并能够清晰地表达这段历史时，当这些想法和做法背后所隐含的更大的文化背景中有关的性别或者权力等的假设能够和这些想法和做法联系起来时，这个人在处理和这些有关权力和控制的想法和做法的关系的时候就更可能采取负责任的行动。在这个过程中，我们也可能找到一些特殊的例外，即当事人也会有不显示暴力、控制和权力的想法和做法，这些例外情形就可以给当事人提供新颖故事的开端。学会主动地采取负责任的行动，比如补偿、关心别人和同情别人，并且学会体验正面行为所带来的积极情感。

和那些有破坏倾向的人谈话，让他们对暴力负责任或者对给别人造成的伤害负责任时，咨询师需要有种责任感（无论是否采取外化式对话）。需要采取措施，对暴力行为的受害者提供足够的安全保证，增强有关人员的隐患防范意识，防止出现意外。

外化不是摆脱责任。所以如果一个人对别人施加了暴力，或者有人强暴了别人，就不能仅仅把这些行为作为外化的对象。外化要做的是探究这些行为所依据的信念是如何产生的，如何被维持的。比如"对别人的评价""替天行道""控制别人"等。然后探究什么时候这些信念比较薄弱，为什么如此，并致力于构建替代性的新颖故事。遇到可能会危及别人安全的情况还要做危机干预。

七　外化对话与其他叙事技术的关系

基本上说，外化是通向一个让人更喜欢的故事的门径，是在叙事中让人找到让生活更有意义的技术、观念和知识的门径。当问题被外化，当一个人不再觉得自己就是问题时，他探索如何处理问题消极作用的知识和技术的大门就打开了。

在外化的过程中我们作为咨询师要随时注意"独特结果"（unique outcome）的出现，也就是问题的影响比较弱的时候。当我们注意到一两个这样的机会，就可以开始探索它们是如何产生的。

比如一个相信自己毫无价值的人来做咨询，就叫她小丽吧。外化"无价值感"之后，发掘它的历史和影响之后，我们可能发现有时候无价值感对小丽的生活的影响不是那么严重。这些时候（独特结果）可能和特定的地方或时间或朋友有关。或者说这些独特结果可能和小丽当时所做、所想等有关。随着时间的推移，这些独特结果可以被放在替代故事的情节中。就这个例子而言，我们可以假设小丽决定称这个替代故事为"能力"。我们可以进一步探讨这个替代故事的历史，问一些问题讨论哪些事、哪些人促成了这个故事。

外化的对话不是仅仅限定在问题上。我们同样使用外化式对话来外化那些被内化了的积极的品质（比如能力）。因为我们知道"能力"同样也是文化历史的产物，所以我们可

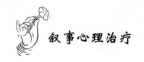

以问小丽生活中的"能力感"是如何产生的，是谁促成了它，谁听说这种感觉最不觉得奇怪，什么东西维持着这种感觉，什么东西使得这种能力感成为可能，对她来说意味着什么，有什么样的问题解决方法与之相关……这个过程可以让那些品质对人更有意义，更有利于问题的解决。

八 外化练习

分组：两个人一组。

分工：一个人扮演咨询师，一个人扮演来访者。请扮演来访者的人在心中想一件最近生活或者工作中遇到的小问题。

步骤：

第一步：请来访者向咨询师讲述一下心中的小问题。

第二步：请咨询师按照以下步骤提问：

1.命名问题

（1）首先通过提问细节让来访者更加充分地描述问题。

例题：能否请你讲得再详细一点？

（2）了解问题在来访者生活中的来龙去脉。

例题：这个问题是从什么时候开始的？

（3）和来访者商量一个名称。

例题：你可以给这个问题取一个名字吗？

2.探索问题带来的改变或者相对影响

（1）问题对来访者哪些方面有影响？相对而言哪些方面的影响大，哪些方面的影响小一些？为什么？

例题：这个问题对你的人际关系有影响吗？

（2）问题把来访者的生活导向何方？

例题：这个问题要把你的生活变成什么样子？

（3）问题所使用的方法。

例题：它是怎么做到的？通过恐吓你吗？

（4）问题的语气。

例题：它是咄咄逼人还是循循善诱？

（5）是什么人、事、物在支持问题？

例题：谁的出现会让这个问题变大？

3. 评估问题的影响——请来访者选择关于问题的立场

例题：你怎么看这个问题对你的生活带来的这些影响？是好的、坏的还是不好不坏的？

4. 论证评估——从问题的影响看来访者的愿望、目标、梦想、价值观、原则、决心、承诺等

例题：为什么这些影响是不好的呢？问题阻碍了你的什么愿望呢？

附：外化对话案例

（背景信息：来访者为大二男生，因"完美主义"感到十分痛苦，前来寻求帮助。以下是外化对话部分的节选。）

来访者：跟你讲一个小问题。就是，讲一个症状吧！

咨询师：症状？

来访者：嗯，症状，就是可能是以前比较完美主义吧。

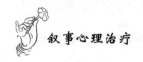

就是，比如说要干一件事情，比如说要写一篇文章，要查资料的话，首先我会去找这个文章所需要的一些资料，然后把它们分门别类，就是这个类都分好，这个类、那个类，比如说有三类。

咨询师：这个是以前，是吧（是），那现在呢？

来访者：现在也差不多，现在好一点点儿。

咨询师：好一点点儿。这个你觉得是小问题，是吧？

来访者：嗯，是个问题。

咨询师：是个问题，这个问题就叫完美主义吗？

来访者：嗯，然后这三个类，这三个类别，然后我在每一个类别下面还会分很多类别，然后一直分一直分，然后分完后要去找很多资料去填充这个框架，但是这样做会很累，弄完之后就是很疲惫，而且看着这么多东西也就不想看了。

（小问题是什么？完美主义。完美主义会让他有什么感觉？比较疲惫，比较累。此处不能探讨完美主义的理论，否则他就会给讲很多关于完美主义的道理。叙事疗法的原则是：讲故事，不讲道理。）

咨询师：最近你有查过资料吗？

来访者：最近的话，我是和查资料比较相似，就是会看一些书。

咨询师：会看一些书。

来访者：嗯，在看书时，也是要分类，我不是找一本书就直接看了，我要先把书全找完。

咨询师：先把书全找完，然后再去看？

来访者：对。

咨询师：好，现在我可不可以问这样一个问题啊，就是，你把它分门别类以后再去看，这样的做法会让你有什么感觉？

来访者：感觉……

咨询师：或者说换一个问法：如果你不这么做，会让你有什么感觉？

来访者：我就会觉得可能我找的这份资料并不是最好的，我还要把更好的找过来。

咨询师：你会……有可能觉得……

来访者：可能会焦虑，（焦虑）会焦虑做的事儿不是最好的，可能做的事儿不会达到最好的效果，比如说读书、写文章，不会达到最好的效果。

咨询师：那为什么读书、写文章要达到最好的效果？

来访者：因为读书是一个塑造自身的一个过程，也为自己建立三观提供帮助，如果要是读的那些书不怎么样的话，其实对自己是有害的，也是浪费时间。

咨询师：你的意思是说，如果你不这么做的话，不达到最好的效果的话，你会浪费时间？

来访者：对。

咨询师：那可不可以问一下，为什么你那么担心浪费时间？

来访者：怎么说呢？我觉得留给我能看书的时间还是比较少的，可能我现在上本科差不多还有一年多一点儿的时

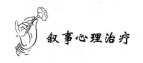

间，然后再上研究生或者以后再深造，就这么多年的时间。以后再工作就没有时间再看书了。

咨询师：你算了一下时间，感觉时间并不多，（是，是）你不忍心去浪费时间。那你觉得如果一个人不浪费时间，你怎么评价这个人？你觉得这个会……

来访者：这个非常好。

咨询师：非常好？

来访者：第一个是他能克制住自己不浪费时间，意志是非常坚强的。

咨询师：意志坚强。

来访者：对。

咨询师：那你觉得你算是一个意志力比较强的人吗？

来访者：一般吧！

咨询师：一般？

来访者：其实我的理想是不浪费时间，但是因为一些私人的原因，还是不能把时间完全利用好。

咨询师：那你觉得自己的意志力一般，那你觉得这是个问题吗？意志力？

来访者：是一个问题！

（到此谈到了两个问题。可以澄清："意志力弱"和"完美主义"是一个问题还是两个问题？两者之间有什么关系？可以选择一个，也有可能可以合为一个问题。本案例中选择一个：意志力弱。）

第三章

改写：寻找问题之外的生活

沉舟侧畔千帆过，

病树前头万木春。

——刘禹锡

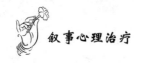

　　来访者充满问题的故事尽管强大，但终究不会遮蔽他们整个的生活。在他们的记忆中，或多或少总会有那么一些事情，会让他们对自己产生一些好的感受。即便实在回忆不起这种事件，还是可能会在想象的空间中看到希望和梦想。改写对话就是从这些例外事件——不被问题控制的生活空间——出发，帮助来访者重新建构自己的生活故事的。

一　例外事件

　　"上星期我们谈话之后，你的情况有什么变化？"这似乎是来访者和咨询师再次见面时很自然的一般性问题，而其实我们期望的是特殊而具体的"转变性的事件"。两次交谈间隔的时间有长有短，回答的细节也是千差万别，有时是肯定的，有时则是否定的。不论如何，我们总是期待来访者的生活会发生某种哪怕是非常细微的变化。实际上，任何一个人都不可能以完全相同的方式度过两段时间的，不管是两天、两小时，还是两分钟。生活是一个不断变化的意识流，永恒不变和简单重复的生活只能在想象中才有可能。而"完全相同的"经验更是一种幻觉。塔特曾经说，生活本身就是意识的变异状态，或者说是"因境而生"的意识片段的联合体。"我们'正常'的意识状态并非'自然的'意识状态，而是高度情境化的、个人不完全自知的建构，是一种主动的仿制过程，这种仿制总是对我们的文化史和个人史中好与坏两个极端的某种折中。"

一个人总能在生活中找到个人真心喜欢的经验层面，即使在充满苦恼的情况下，也能够找到"例外"情况。这就是与具有支配性的主导故事不同的另外一个"新颖"故事。在此可以称为新生活的可能，可以称之为替代性的故事。寻找新生活的可能的过程，就好像一个考古学家的工作一样，所以咨询师要非常谨慎，非常有耐心，只有这样才能找到真正有价值的故事碎片。以下治疗师会谈的节选，可以表现这种细心发掘的态度：

> "他还是不想去上学。"父亲的声音焦灼而无力，神情中透着绝望。"情况和前几个月差不多。我们真的非常着急，再这样下去孩子就完了。"
>
> 治疗师问："他几个月一步都不出家门吗？"
>
> 母亲表达了自己不同的看法："不是的，他前天就去看望了他的表弟。"

在叙事治疗的角度来看，一个闭门不出的人竟然走出家门，这是一个令人兴奋的良好开端，从这里出发就有可能开始新的生活故事的建构。如果治疗师也像孩子的父亲一样，只是关注他一直不想去上学的问题，那么，事情就会显得毫无进展，因为走出家门去看望亲戚似乎与"解决问题"并没有什么实际关系。

正如前面反复提到的，我们的生活往往被一些固定化的模式控制着，所有符合这个模式的经验才能被意识到，而其他的事情都是例外事件。叙事治疗称这些例外为"独特的结果"（unique outcome）。

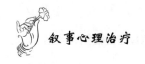

最值得关注的要害在于，这些独特的结果往往不被赋予重要的价值，甚至完全被忽略，似乎根本不曾在生活中存在过。在上面这个例子中，孩子的父亲习惯于孩子不肯上学的支配性叙事，孩子去看望表弟的事件就很难进入他的意识域。问他上个星期的情况，他会很自然地说根本没有什么变化。但是从孩子母亲的话看来，孩子的确曾经走出家门。这个事件对他们家庭中的支配性叙事就是一个"例外的事件"或者"独特的结果"。在我们每个人的生活中，这种自己所喜欢、所向往的经验应该有很多很多，只不过没有被注意到，没有被组织成为重要的故事情节而已。叙事治疗恰恰要把眼光放在这些不被注意的积极变化和新颖体验上。因为这些积极体验、独特的结果、微小的情节，都可以是个人新的生活故事的开端。它们会出现滚雪球一样的效果，逐渐扩大，慢慢地原来似乎占据着全部生活的问题故事，不再显得那么重要，甚至会无足轻重，被淡忘；而新的情节会不断形成和发展，直到走向完全不同的结局。

我们在这里只需强调一个论点：当下的每一个善念都可以是我们个人精神生活发生变化的一个新起点。根据佛家的缘起理论（布雷热，1995），一个善念可以引发一连串善念。

……缘起理论在佛教修行中的运用，不是去揭露和加强敌对和抗衡的机制，而是将心灵活动不断地导向正途。这样的做法往往产生非常直接的治疗作用。

"治疗从发现提供积极体验的法门开始。有时可能只需要一个微笑。治疗作用在我们试图理解这种积极体验的过程中不断强化。从细微之处入手的真正的慈悲在治疗中应当占有重要的地位。通过接触美的体验，接触自然和良好的人际关系，可以逐渐克服抑郁。随着新体验的不断累积，慢慢就会到达一个关键点，此时积极的体验就可以战胜消极的体验。这就是人们的心灵康复之道。要为人们抚平创伤，慈悲、爱和理解是最好的治疗。"

什么样的念头才是"善念"？真正的慈悲或者说大慈悲，具有绝对的、超越性的含义，而不是局限于特定文化形态的伦理规范的含义。我们可以这样来理解叙事治疗中寻求"例外"的技术：我们不应该用经验层面的是非、对错的二元（两极）判断，来看待当事人对某个具体行为的抉择，而是要超越这种是非、对错的两极对待的模式，从根本的原初或本然的立场做超然的观照，以欣赏、赞叹、接纳、共情（通心）的心态感受当事人的故事的流动，促进当事人身上体现出来的生生不息的大化流行的创造力。

假如治疗师没有这样的超越性的修养，而在治疗的会谈中只知道追问实际发生过的所谓"历史的"事实，就会使"例外事件"技术的应用变成咄咄逼人的审讯，就从根本上与心理治疗或心灵康复的目的背道而驰。没有真正的慈悲、爱和理解，心理治疗就会异化为对于个人精神世界的侵凌和对生活的误导。

二　解构与建构

运用叙事心理治疗的咨询师需要对当事人带来的问题进

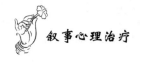

行解构。当事人的问题本身是具有一定结构的。结构本身不是问题，但是一旦这个结构被僵化了，问题就出现了。作为一个普通人，我偶尔讲述自己的"我的自卑"之类的故事，这本来没有太大的问题。但是如果这个关于"自己是一个自卑者"的故事被内化了，成了来访者自我认同的一个核心部分——也就是说这个自卑的故事结构被僵化为个人自我意识的基本结构——那么其他的生活故事都会以这个叙事结构为蓝本，这时我们会发现，我这个"人"就开始有"问题"了。在我的生活经验中，所有与这个自卑的故事不相符的各种具体的经历都会被过滤掉，甚至完全不能被我所体验到，这样一来我的个人精神生活就会越来越狭隘，最后就会走进死胡同。生活的境界狭隘到一定的程度，就会对"我"形成严重的困扰，我会觉得整个世界都笼罩在"自卑"的阴云下面，很多事情就不能做，不敢做，生活停滞不前，精神上感觉走投无路。这时，我就可能需要寻求心理治疗的帮助了。

在现实生活中，人们会遭遇各种实际的困苦和灾难，这当然不能完全归结为叙事结构这一个因素在起作用。祥林嫂在丈夫死后被迫改嫁，成为"不洁净"的女人，承受着封建社会的歧视，承受着心灵挣扎的煎熬。后来丈夫又死了，而且唯一的儿子阿毛也被狼叼走了。她所经历的不仅是切肤之痛，而且是心灵最深处的创伤和撕裂。祥林嫂反复不停地逢人便说同样的几句话，这种叙事的作用正好强化了她对伤痛事件的专注，使她完全沉湎于刻骨铭心的痛苦体验。而她的精神生活的流动几乎完全停滞，心理的时间已经凝固、僵化，生活中再没有别的任何希望或可能，她最终走向死亡的悲剧就成为不可避免的了。她已经失去了心灵康复的内在力量。我们不可以说，只要她能够改变自己的观察视角和叙事的结构，痛苦就能够完全化解。我们可以切实地感受到，即使在这样艰难无助、近乎绝望的情况下，祥林嫂仍然在努力挣扎着，试图修补自己精神世界的裂痕和漏洞。对于灵魂有无的疑惑和追问，成为她的人生故事如何结局的关键或枢纽：如果人死后没有灵魂，她就无法见到自己的儿子；如果人死后还有灵魂，有地狱，那么阎王会不会真的要把她的身体分成两半，分别交给她的两个丈夫？我们不知道，祥林嫂所盼望的究竟是哪一种情形？或许在两种情形中她是翻来覆去地比较而不能取舍？

无论如何，叙事都是个人精神创痛得以救治和疗愈的必经途径。鲁迅写《祝福》，主要是揭露封建文化的意识形态对于老百姓精神生活的压迫和限制。祥林嫂的故事告诉人们，除了这样一个生活故事之外，还存在很多别的生活样式的可能。我们每个人不要像祥林嫂那样，蒙昧地把特定形态的封建文化的叙事内化为自己的人格结构，从而失去创造性生存的能力。鲁迅的批判矛头指向的是积重难返的"吃人"的封建文化和它所维护的社会制度及其知识结构。

在文化批判的领域，建构主义是富有批判精神的一把利刃。

建构主义是关于知识的一种后现代主义理论。建构主义的基本假设认为学习者并非是一张"白板"或者一只"空杯

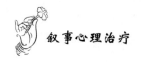

子"，等着外在知识的灌输，而是认为学习者已经具备了大量的知识，而且不仅仅是关于事实的知识，更是具有内在结构的知识体系。学习新知识必然要建立在旧有的知识结构之上，要和原来的知识整合一体。也就是说，知识是不可能像一个固体的物品一样从一个人传递到另一个人，而是首先要被打散，以某些信息形式出现（比如文本、话语、艺术等），然后被学习者所理解（从他们本人的知识结构出发来进行意义的阐释），然后形成学习者的个人知识，而这种个人化的知识已经不再是原来的客观、外在的知识形态。

建构主义至少有五种具体的形式：皮亚杰的个人建构论；乔治·凯利的建构主义心理学；恩斯特·凡·格拉泽的激进建构主义；琼·所罗门、弗里德里克·斯代尔和格根的社会建构论；维果茨基的社会文化建构主义。这些形式之间有共同点，也有差别。所以当我们讨论建构主义的时候，应该尽量明晰自己的术语定义，以免概念混淆。

目前，社会建构论主要有两层含义：（1）泛指一类立场，认为我们人对现实的理解不是客观的——对应，而是个人或者社会通过语言建构起来的，在这个过程中，语言会改变、筛选和转化我们的体验；（2）专指某些个人或者学术主体主动地通过各种方法诠释体验，强调个人的能动性。社会建构主义则认为人降生到这个世界，同时就进入了一个社会，从这一刻起就不可避免地要靠这个社会母体，特别是语言这个文化载体来诠释自己的体验。所以社会生活不仅仅决定着人可能有什么样的体验，而且决定着这些体验如何被解读。

与传统的实证主义心理学相对照，社会建构主义有以下几个方面的特点：首先，它是反本质主义的。它不相信内在的心理本质的存在，比如"人格""认知"或者"情感"。其次，它是反实在论的。它不相信有一个可以直接感知的"纯粹客观的实在""外在的"存在。社会建构主义者并不主张否认现实的存在。他们只是认为"现实"是社会建构的结果。然而，目前在社会建构论内部对这个问题也有不同的理解方式，不同的理论立场。第三，社会建构主义认为任何一种知识都存在时代和文化的局限性，因而试图超越文化和时代去解释现象是不可能的。任何一种宏大话语或追求普遍性的理论都不可能找到合理性的基础。每种理论都应该澄清其立场和本土文化的视角。第四，"我们理解世界的方式不是来自客观实在，而是来自他人，古往今来皆是如此"。语言对于如何理解世界不是无关紧要的东西，而是最关键的东西。第五，语言被视为具有构成作用的东西，不仅仅具有描述功能。第六，社会建构主义关注人与人之间的交往和社会活动，反对通过分析个体的或者社会现象的结构所做出的批判。最后，社会建构主义关注过程，不关注静态的实在，比如心理学的人格特质。根据伯尔的观点，"知识不能看成是一个人'拥有或者没有拥有'的东西，而是人们在一起做出来的东西"。

大多数的社会建构主义者的研究包含了四个方面的假设：

（1）极度怀疑世界"本来如此"的说法。

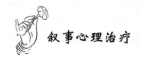

（2）认为知识因历史、社会和文化的不同而不同。

（3）认为知识在根本上不是由经验的有效性决定的，而是由社会活动维系的。

（4）对现象的描述和解释永远不可能是"中立的"，而是一种维持某些样式、排斥别的样式的社会行为。

叙事疗法根据后现代主义的世界观来理解现实。后现代主义者认为现代主义者所强调的真理与客观事实，并非永恒和唯一的标准；因为即使这些普遍的真理非常精确，非常可信，也都还是有其限度的，有其盲点的，并且容易因此而忽略个人的独特性、主观的意义，而只是局限于部分的事实，并将其归纳为所谓的普遍真理。因此，帕尔（D. Pare）曾经提到，人类对现实的知识有三种不同的立场：

（1）真实是可认知的——人类对现实的各种构成成分和它的运作可以准确而重复地做出发现、描述和运用；

（2）我们是自己知觉能力的囚犯——我们试图描述现实，并且试图对进行这种描述的人有若干了解，但是我们却不大可能了解外在的现实；

（3）知识的来源就是透过认知者彼此的沟通所建立的，现实是通过人际沟通和协商来确立的，也就是说我们身处其中的现实，就是彼此协调所产生的社会文化的现实。（易之新，2000；洪雅琴、陈祥美，2001）

叙事治疗法采用的就是第三个立场，它认为个人所知觉的现实是经由建构所组成的，因为人们是在社会中生存，因此个人所觉知的现实是社会互动的产物，是依循着许多由人所建立的信念和制度，包括法律、信仰、习俗等所交织而成的文化的现实，并在其中确立某种可能的角色和台词，也就是按照某种叙事逻辑来过生活。也正因为如此，对于所谓"现实"的理解，在不同的文化背景之下是不尽相同的。叙事治疗法所重视的就是这些个人所知觉的现实的特殊情形、例外事件，以及个人之间的差异，而不是追求普遍的通则和一致的定律；个人所建构出来的"现实"可以有多样化的选择性，并且可以赋予多元化的意义诠释。

咨询师应该明白这一点，需要清楚地意识到心理的问题是怎样形成、固化的，需要了解为什么个人生活的很多可能出路都被排除到了意识范围之外。只有具备了心理作用的深刻洞察力，才能有效地帮助来访者澄清问题。咨询师的提问要让当事人有机会发掘问题的各个层面，即问题形成的过程和机制，这样可以帮助他们重新审视被默认、被内化了的文化假设，从而认识到这些假设是构成问题的重要因素。在文化规范中有很多的观念其实都是假设。我们为什么把这些叫作假设呢？主要有两个原因：第一，就是要强调这些观念是人为的，不是"自然而然"的，而且不是永恒不变的，会随着情境、年龄、经历等变化而不断地改变。更为重要的是要强调，不同的人会有不同的观念体系，会有不同的理解方式。比如说"女人应该在家里照顾家人""男人一定要坚强""有车有房就是成功"，这些都是文化的假设——不同的人完全可以有不同的甚至相反的理解。从这一点上可以说，这些假设的观念往往经不住推敲，经不起深入的思

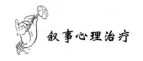

考。那为什么那么多人会对自己的判断和标准深信不疑呢？
最为简单的回答是：我们人类具有一种概括化或者说喜欢走
捷径的心理倾向——凡是得到过一两次甜头的做事方法就会
成为我们的惯性化的做事风格，习惯成自然，而且显得很有
效果。于是我们就不会随时随地反思自己的基本出发点，因
此我们的生活也就成为机械的、重复的、缺乏新意的老生常
谈。我们很少有机会认真反思自己，仔细审视各种个人的和
社会的文化假设，不断地"复制"着社会上流行的支配性的
故事，甘当支配性故事中的这个或那个"角色"，而不会真
正做自己生活故事的"编剧""导演"或"作者"。第二，这
些假设不具备跨文化的普遍的合法性。也就是说，把某一个
文化中流行的假设，拿到别的文化背景中去，立即就会闹出
矛盾、冲突，假设本身就不能成立了。鲁迅先生说："穷人
绝无开交易所折本的懊恼，煤炭大王哪会知道北方捡煤渣子
老婆子身受的酸辛，灾区的饥民，大约总不去种兰花，像阔
人老太爷一样……"如果我们很粗略地将人分成"穷人"和
"富人"两个"文化圈"，"富人文化"中的很多假设，比如
说"招待贵客，一定要用保存若干年的葡萄酒"，这样一个
假设在"穷人文化"中会是毫无意义的"混话"。再如英国
人用红葡萄酒配牛羊肉、白葡萄酒配海鲜，这在中国人的餐
桌文化中，并不一定会得到认同。这些假设并不是在根本意
义上的生活的必然。这个例子说明，文化中的重重结构在本
质上只是假设，都是社会建构的积淀作用和心理的认同作用
才使得它们看上去是那样不言而喻。但是，同时我们又要清

楚地看到，我们每个人都往往被这些看不见的绳索、这些文化的假设所牵引，所控制。孔夫子为了让人能够做到"仁"，认真修订了"礼"，君臣父子、夫妇兄弟、应对进退，那真是重重规矩，左右为难；但是孔夫子的最终目的，不是要人为礼所制，而是要达到"随心所欲，不逾矩"的自由境界。文化的假设有社会约束的作用和规范人心的作用，但是它们最终的目的应该是平和吉祥的生活，而不应该是压抑人性的自由发展，限制生活的可能境界。以这样一个理想化的生活目标为判断的标准，我们就会发现各种各样的问题人群，多多少少都是因为受到僵化的文化假设的压迫和束缚，使自己的生命成为某个时代流行的故事的牺牲品。对于已经把这些假设的结构完全内化的近乎僵化的个人来说，如果他们感到已经很不舒服，迫切地寻求心理的帮助，那么治疗师就要帮助他们松动、拆解、去除这些结构的束缚，同时超越并包容它们，这就是治疗的解构作用。

三　解构和外化之间的关系

解构和外化之间是什么关系呢？——它们是一个过程的两个阶段。外化的目的是先让人能够和问题分开，也就是能够在问题之外来看问题。问题最终也是一个故事，一个被反复复制的故事，就像电脑的病毒，这个故事有一定的结构，而且这种结构被僵化了（也就是被反复复制，缺乏对个人的本土知识的尊重和运用）。现在把问题外化了，就可以有心

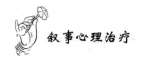

理空间来审视这个结构。审视的结果就是要让这个僵化了的结构松动，可以容许新的生活可能加入进来。新的生活的可能性慢慢地积累，僵化的结构就被打破了，这就是解构。

在治疗中如何通过叙事去解构？解构的方法比较简单、直接，比较容易理解。比方说，要解开一个绳结，首先你得仔细观察这个绳结的结构：如何盘绕，如何纠结，然后才可以打开。要了解一张桌子的结构，首先要观察这张桌子的构造、材料、装配过程。其实人的问题——被内化了的问题，就是被视为人的一部分，如同胳膊、手臂。现在问题叙事被外化出来，就好比把一个东西放到面前，我们可以来了解它的构造，它是如何形成的，等等。对于问题叙事，那就要去了解它的主题、人物、情节，把这个故事放到它的背景中来看。在治疗过程中，咨询师可以问当事人问题最初是怎么开始的，对于问题的认定如何影响当事人规划生活的方式，等等。

在实践的层面上，"解构"可以被理解为"倾听那些没有被说出的声音"。倾听，是心理治疗的最基本技术。尤其是在叙事治疗中，听比说更为关键。那么，治疗师应该怎样听？我们可以简单地说：听言外之音，听无言之言。来到咨询室的人往往相信当前的某个具体问题就是他们生活的全部。他们诉说的任何事都与这个问题有关。似乎生活中再没有任何空间可以容纳问题之外的东西。"倾听没有被说出的声音"是一个很高的技术和要求，它可以在外化的基础上进一步为当事人拓展叙事的空间，在这个空间中新的生活故事将会涌现出来。

庄子说："勿听之以耳，听之以心；勿听之以心，听之以气。"我们在这里就尝试用这番话来做一个解说。先看"听之以心"。通常我们听话不一定会用心，什么意思呢？就是说心不在焉，不去注意说话者的具体内容，"左耳朵进，右耳朵出"，对自己的心没有什么触动。如果没有心的参与，耳朵听到的只是声音，声音本身是没有意义的。鸟儿的鸣叫的确非常动听，但是对于我们人除了觉得好听之外不会有什么意义。假设那是鸟语，那么即便它们在讲述一个非常凄惨的故事，我们人也不会为之感动。从这个意义上说，只要我们听了别人的话，心里有些触动，能够理解他们的话，那么我们就已经"听之以心"了。不过因用心的程度不同，心中所抱持的观点和立场不同，我们所理解的意义就会有差异。"耳止于声，心止于符"，人的耳朵只是对声波起反应，人的成心只是对能够理解印证的意念起反应。"听之以心"就是用自己的心去感应对方的心。这不是很好的做法吗？在日常生活中，我们如果能够"用心"做事就已经非常不简单了。可是在心理治疗的专门领域，这只是最初步的要求。

四 丰富新故事

弗里曼和寇姆兹认为要发展对抗问题故事（problem story）的新颖故事，便是要发展丰富、详细而有意义的故事。通过对细节的描述创造一种景象，让人神游其中，其间

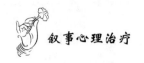

的情绪、想法、表情、行动都能丰富故事，使之成为真实的存在。（林杏足，2002）因此，每个故事都有不同的主题、发展的时间线、空间点等，在来访者发现自己可以对问题有能力感的例外经验时，如何去增强来访者的力量，并协助来访者从这些例外经验中发现那些自己所喜好的新故事，并引导其发展，让新故事更为真实，更为扩大，甚至请他人作为见证，加强新故事的情节及故事的可信度等，因而取代旧有的问题故事，能够与支配故事进行对抗。

在重写故事的过程，咨询师的兴趣在于建构人"主动进取的自我"，问话的角度则由加强故事中支持"个人力量"的观点切入。为了引导个人说出具有个人力量的故事，特别有用的方法便是提出"如何"或隐含"如何"的问话。（林杏足，2002）廖本富（2000）曾经提到了一些有关问法的例句："现在你的生活已经走到这个地步，有哪些人应该知道你的情况？""可能有些人对你依然有老看法，你如何让他们耳目一新？""你有几个要好的朋友，她们知道你是如何走过来的吗？""如果未来我遇到有相同困扰的人前来寻求治疗，我可以将你所做的重要突破跟他们分享吗？你觉得我要怎么说比较好？""你愿意为我的其他当事人来述说你是如何度过这段复原过程的吗？""谁对你这样的改变，最不会感到意外？怎么说呢？""她会向别人如何描述你的这些能力及改变？"以及"亲戚朋友中谁对你这样的改变最可能感到骄傲？"

叙事心理治疗的这个阶段就像运用非常原始的方法在野

外生篝火。要用火石或者木钻，首先费好大的力气弄出一点点火星，然后让这一点点火星慢慢变大。我们知道，要让一点儿火星烧成熊熊大火，你得先小心翼翼地加细软的柴火。如果柴太大，火就会被压灭。如果可以燃烧的柴火太少的话呢，那它很快就会烧透，火同样会熄灭。要让火旺起来，得小心地呵护：先放小树枝，保证有足够的氧气，让它充分燃烧，然后再逐渐地放一些稍微大一点儿的树枝，火就会自己熊熊燃烧了。

这里的小树枝和大木头指的是人产生积极体验的时刻。助人者有责任发现这些积极的时刻，然后让它们进入当事人的意识。这种交谈方式的妙道就在于了解在哪里寻找这些时刻，如何把握它们。在这个节点上考古学家的观察力至关重要——最终目的是熊熊燃烧的生活希望之火。前面的寻找特例阶段，主要还是一个勘测的过程，现在处于建构替代生活故事的历史的阶段，已经在前面的基础上更进一步。源头已经找到了，关键是如何让这个源头更加丰富、更加有力量。从理论原则上看，这种方法真的非常简单，但咨询师如何实践却很有挑战性：要非常有耐心而且目光要敏锐，然后才能以新的可能性燃起新生活的希望之火。

注意事项

根据实践的经验，我们认为以下几个方面要注意：

（1）不要有成见。比如有一次，一个咨询过一次的学生

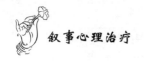

再次来到咨询室，看上去情绪不错。开始谈话之后，他就开始给笔者讲这个星期感觉如何如何好，在某某方面都有进步。咨询师很高兴，然后觉得自己应该对他有所帮助，然后让他获得更大的进步。于是就问了他一个令咨询师至今后悔的问题："那么你这次来，想谈谈什么问题呢？"这个似乎是很自然的问题，相信其他很多咨询师也会这么提问。因为笔者有个先入为主的理解，就是咨询室是帮助人的地方，如果没有问题就不必来这里了。既然学生来了，当然会有问题了。问题提出来之后，他的脸色立刻一沉，语气也变化了，开始讲述这个星期中那些最让他不高兴的方面。越说越多，以至于比第一次来的问题还要多。笔者当时也意识到问题了，但是已经很难扭转局面，只好让他说下去。那么这次咨询的结果可想而知。无独有偶，著名加拿大家庭治疗家卡尔·汤姆也曾经遇到过非常类似的情况。几年前他在和同事一起回放自己的咨询录像的时候，他的同事提醒他在那次咨询中犯了一个严重的错误。那是一个婚姻咨询。咨询中他提了一个很"幼稚"的问题，结果导致了严重的家庭冲突的再次出现。那是来访者的第二次咨询，开始时两夫妻谈到最近几个星期都没有吵架，也就是说他们的婚姻生活有很大的改善。他们高高兴兴地谈了一会儿这些可喜的改变之后，汤姆问道："那么今天你们想谈谈什么问题呢？"这个问题看似非常自然，不应该有任何的威胁性，可是恰恰就是这个问题让两夫妻陷入了激烈的争吵，争吵的问题焦点就是："下一步咨询要解决什么问题？"汤姆说自己不自觉地把改善理解成了"短暂的、不稳定的"现象，开始治疗他们的"慢性家庭问题"。他说如果不是在看录像的时候同事指出来，他自己当时还没有意识到问题在哪里，意识不到正是自己的疏忽导致了问题的产生和恶化。他说自己完全可以认为他们的问题的确需要进一步处理，从而不必为此觉得有任何的不当，但是他还是决定最好把这个做法看作一个失误，从而减少同样错误的出现，因为摆脱责任的任何借口都不利于自己治疗水平的提高。他在反思的时候，发现那个问题背后有一个先入为主的假设，就是说"要采取有效的治疗，必须先把问题找出来，澄清问题是治疗的第一步"。结果这个假设成了一种限制，成了问题的始作俑者。它把谈话的范围限制到了不满上，结果导致了病态的交往方式。其实他觉得自己本来可以让新出现的进展放大，也就是通过提问凸显最近出现的积极变化。但是录像中他没有那么做。

即使是有经验的治疗师都会出现这样的失误。咨询师需要时刻提醒自己，不可以对当事人和治疗师的身份有某种固定不变的期待。

（2）不可以推进太快。如同刚才的比喻，整个治疗过程都要非常小心。如果走得太快，很可能会出现相反的效果，所谓欲速不达。曾经在一个案例中出现了这么一段对话：

"有没有偶尔不这样的时候？"（笔者在探索例外情况（unique outcome）。）

"几乎没有……让我想想……好像我睡着的时候。他们就不在了。"

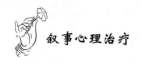

"睡着的时候他们就不在了。"（对独白式叙事心理治疗来说这是非常重要的信息。这是新生活的开端。需要小心地呵护、培育。笔者没有想到这么顺利。很高兴。但是尽量不表现出来。因为怕把他吓回去了。如果迟迟找不出例外，就可以让他反复讲述问题故事。）

"对……"他好像在思考。

"我生气的时候，他们就不敢动。"

"哦？"笔者表示很感兴趣。（耐心和兴趣非常重要。）

总之，这是一个重写生活故事的过程，它促使人们重新描述自我。通过这个过程，一个人、一个家庭甚至一个社区的新的故事可能会形成，并且丰富起来，获得自己的生命。

五　改写的操作方法

人类没有单纯的行为。每种行为的背后都是有动机的，无论这种动机是有意识的还是无意识的。具有动机的行为，应该称之为行动。所谓改写技术，就是运用高度积极的好奇和耐心，借助精巧的提问，让行为背后的动机得到凸显。换句话说，是将单薄的故事讲成丰富的故事的过程。或者说，所谓改写是从例外生活的例外片段出发，演绎成来访者的新生活的过程。

通过描述行动和询问行动所表达的意义、目的、动机、愿望、价值观、梦想等，可以改变我们对一个事件的理解。有时候，一个看似"问题故事"主题的事件，可能会被转化成为例外事件，并成为改写的起点。下面我们通过一个案例来看这个过程。

曾经有一对夫妇带着儿子来做咨询。儿子上小学。咨询的原因是孩子不愿意上学，上课注意力不集中，不遵守纪律，与别的孩子打架。学校咨询师建议他们去医院检查。医院给出了 ADHD（注意缺陷伴有多动障碍）和品行障碍（Conduct Disorder）的诊断。

夫妻两个感到情绪非常低落。丈夫愁眉不展，妻子不时垂泪。据他们介绍，儿子小时候很乖，特别懂得疼人。实在不知道怎么变成了这个样子。笔者问他们最近有没有发生什么事。他们列举了以下几个例子：

行动蓝图（场景）：

母　亲：（咨询的）前一天早晨，小龙（化名）不愿意去上学，也不好好吃饭。我和他爸爸都很着急，还为这事儿吵起来了。我们不愿意在他面前吵架，就想躲到二楼。结果听到他在厨房把窗户玻璃打碎了。你说怎么办呐……（妈妈抽泣，看着孩子一筹莫展。）

咨询师：爸爸怎么看这件事情呢？

父　亲：还能怎么看？孩子就是有病啊。医生和老师说的都是真的。我们以前还不相信。总觉得他就是调皮。现在看来没那么简单。还是得相信科学，相信医生。所以就带他来您这里了。本来医生让去×××医院，那是个精神病院，孩子还小，我们不想让他留下阴

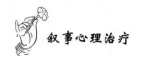
影。我自己去考察过一次，那些人……算了。反正我们
想还是先咨询咨询吧。

咨询师：还发生过什么事吗？

父　亲：这不是和人家打架吗。就是昨天。我们也
没吃什么早饭。匆匆忙忙把他送到学校。我们就去公司
了。我和他妈都很忙。都管着一个公司，那么多人，那么
多事儿。他就不能让我们省点儿心。结果到办公室就被老
师叫到学校。说让我们把孩子领回去治病。要不然就开除
他。他把高年级同学的头打破了。你说……唉……

咨询师：我可不可以问小龙几个问题？

（夫妻两个对视了一下）妻　子：问他问题？我们
说得不够清楚吗？再说孩子知道什么？

咨询师：有时候孩子的看法可能会和大人不一样。
如果不介意的话，我还是希望能问他一下。

父　亲：你问吧。只要能治好他的病。怎么都行。

根据他们的描述，我们可以想象在家里和学校发生的场
景。我们听到夫妻两个的做法，比如往二楼躲，背后包含良
好的动机："不想在他面前吵"。孩子的行动背后是否也有自
己的解释呢？这是我希望询问小龙几个问题的原因。我对他
的故事版本很好奇。在征得父母同意之后，我们也做了一段
对话。这是关于孩子行为背后的意义蓝图的描述。

意义蓝图（愿景）：

咨询师：小龙，我可以问你几个问题吗？

小　龙：随便。

咨询师：妈妈说你昨天早晨把家里的玻璃打碎了。你愿意跟我说说，你当时是怎么想的吗？

小　龙：我是个坏孩子。他们不是都说了吗。我有病。有那个 A……A……什么的。

咨询师：好。你是说打碎玻璃是因为病。

小　龙：我不知道……好像昨天还没有病。病是今天医生说的。我当时很着急。

咨询师：为什么着急？

小　龙：他们俩又打架。爸爸动手了。妈妈怕我看见，往楼上躲。我知道他们上去，爸爸会打得更凶。我怕妈妈吃亏……我想救我妈妈。

咨询师：你打玻璃怎么就能救你妈呢？

小　龙：你真笨。玻璃一响，他们就都跑下来打我，妈妈就可以少挨打了……

（到这里，妈妈似乎很感动。爸爸有点儿不好意思。）

咨询师：好。那和高年级同学打架的事情呢？也是为了救你妈妈吗？

小　龙：不……是……是为了救妮妮。

咨询师：妮妮是谁啊？

妈　妈（插话）：他同桌。一个小女生。他喜欢人家……

小　龙：你别说！！你别说。

咨询师：哦，是这样啊。怎么回事呢？有人欺负她吗？

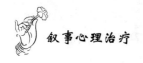

　　小　龙：是啊。四年级那个小勇，来我们教室，拿妮妮的东西。妮妮看着我。唉……我也没办法。当时我就想起爸爸说的：面对强大的敌人，绝对不能给对方出手的机会。我就到教室后面拿了把笤帚，从他后面使劲儿打他。我也没办法，我打不过他啊。

　　讲到这里爸爸似乎挺得意。问他同桌是不是个漂亮的小女生。

六　改写练习

　　两个人一组，然后互换。练习怎么去从一个积极的行动提问背后的意义。练习具体要求：

　　第一步：

　　甲：扮演来访者。先分享一个你目前的爱好，比如跳舞、看电影、斗地主、和家人或朋友在一起等。

　　乙：扮演咨询师。通过提一些问题来帮助甲描述这其中的乐趣，他一定有什么体验、有什么感受。

　　请注意：甲分享的是一个爱好，分享一个你喜欢的特点，不是心理问题，而是你的爱好、力量、梦想、在意的东西等。

　　第二步：

　　请甲讲讲为什么这个很重要？哪些东西让你感觉是你看重的？

　　第三步：

　　回想一下，你以前的爱好，描述一下其中所反映的与你现在的爱好当中所隐含的价值观相同或相类似的一些东西。

第四步：

继续往前回塑，也许可以回忆起你的童年，那个时候你的哪一些爱好也反映了类似的价值观？通过这些事件，请来访者思考自己是一个什么样的人。

完成之后交换角色。

附：改写对话案例

（继续上一章所附对话）

咨询师：意志力比较弱对你有什么影响？在哪些情况下？还记得吗？就是，你说一般也就是说有时候你还是可以做到意志力比较强的，愿意举个例子吗？

来访者：……

咨询师：也就是在什么时候你可以克制自己，然后能够节约时间，不浪费？

来访者：我觉得我以前练书法的时候，我可以一坐坐一下午都不动，都没什么感觉。

咨询师：那是在什么时候练书法的？

来访者：从小学三年级一直到我上高二。

咨询师：从小学三年级一直到高二，那是几年的时间？

来访者：八九年。

咨询师：八九年时间。经常练吗？

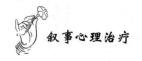

来访者：经常练。就是到后来可能功课比较忙，就是到暑假的时候。

咨询师：大概平均的话，这八九年当中，大概有什么样的比例，在时间上，一下都不动地这样子练？

来访者：基本上每周末会花一天的时间。

咨询师：算起来有好几个月的时间吧。

（咨询师在放大他举的这个例子，还可以问更多的细节，比如在什么环境里？你用的是什么笔？写的是大字还是小字？还可以问更多的细节，然后让这件事变得非常真实，就是非常真实清晰。练书法可以是很抽象的一个名词而已，也可以是很具体的一些表现，这个时候，咨询师刚刚问的几个问题都是行动层面的，接下来提问意义层面的问题。）

……

在那么长时间当中，你可以做到半天不会走神，那么专注，这个让你怎么看自己？那个时候，三年级，不是很大，一直到高二，那么多年可以坚持下来，这件事情会让你怎么看自己？

来访者：这个挺自豪的。

咨询师：自豪。

来访者：因为那个时候我能坐在那儿一下午不动的话，教师会有赞赏，包括其他学生的家长也会有赞赏。

咨询师：自豪。

（这个地方他从事件开始讲到了意义，也就是"我认为挺自豪的"，然后来访者在这里可以补充很多事件，比如老师赞赏啊之类的，要集中丰富"自豪"。）

……这种自豪的感觉，你能具体讲讲，是一种什么样的感觉？什么身体反应啊？是高兴，或什么情绪之类的？

来访者：就是内心暗爽吧。

咨询师：就是想到这件事儿，内心暗爽？

来访者：肯定外表不会表现出来，因为练书法，其他人在夸你的时候，你不能一乐手就抖了。就是外表依然平静，内心一阵暗爽。

咨询师：就是，那这种暗爽，现在还有吗？偶尔会有吗？

来访者：会有。

咨询师：比如说在什么时候？

来访者：我觉得这种暗爽就是一种自我奖励吧。哪个地方弄不懂，通过自己花时间，然后差不多掰得一个字一个字、一句一句的，最后弄明白了（就会有一种暗爽）。

咨询师：那比如说你读书，你一个字一个字、一段一段地就掰明白了，然后你有一种暗爽的感觉，那种暗爽的感觉会让你怎么评价你自己？那个时候很难懂，然后你经过了你自己的努力弄明白了，你会怎么评价你自己？

来访者：我觉得我是个有能力的人，然后自信心会增强。

咨询师：你作为一个有能力的人，那你将来，你准备怎么规划自己的生活？将来你准备怎么计划？

来访者：首先是上研究生，然后是接着考博士。

咨询师：读研究生，读博士。

来访者：嗯，然后找一份工作。

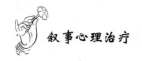

咨询师：你准备怎么做去考研究生，去考博士？

来访者：就是要有一个详细的规划，首先了解考研的信息了，然后（要分类），（笑声）然后找一些人的经验什么的……

咨询师：你觉得这样做对实现有帮助吗？

来访者：有帮助。

咨询师：你确定吗？

来访者：嗯，而且现在那个职业生涯心理咨询，我也见过一次。

咨询师：然后你准备什么时候去？你现在已经在做准备了，是吧？

来访者：是。

咨询师：好。

（此处要把咨询的效果延伸到未来，延伸到未来之后，来访者就不会做完咨询后，觉得很有帮助，但是好像又没什么变化。）

来访者：我们是如何从分类说到这个的？

咨询师：首先呢，你讲了一件事情，讲了是一个分类啊，完美主义啊，会让你比较累，是吧，然后呢，我跟你谈让你累的问题，这让你有什么感觉？然后你说有什么感觉？意志力比较强，然后你说，你能够这么做会让你感觉意志力比较强，是节约时间，说这样可以节约时间，我问你为什么要节约时间？然后你讲到，你要坚持，要有意志力，然后我让你讲这个意志力，这个意志力在过去的表现，然后你给我讲了一件小事儿，持续了九年的小事儿，从三年级到高二，那么多年都可以一下午坐在那儿不会走神，你用这个来解释你是有这样的意志力的，是不是？然后我问了，能够坚持下来这件事情，让你怎么看自己的，然后你说了两个词，自豪和暗爽，那我进一步详细问这种自豪和暗爽。然后问你怎么评价自己，你说自己是一个有能力的人。然后我接着问作为一个有能力的人你准备如何去安排未来的生活？然后你讲到要去分类，要去找那些资料。

（事件是同一个事件，事件是找书，去分类，去接近完美主义地去看书。是同样的做法，但是意义改变了。之前的解释是完美主义的症状，现在成了一种行动，是一种指向未来的一种有意义的、有帮助的、有用的行动。）

叙事治疗就是这样发生的，它不需要到别处去找力量，而只需要对原来做的或者正在做的事情重新讲述。如果不这么提问，也就不可能知道他曾经从三年级到高二一直在那么练字，而且"暗爽"的时候不能表现，这就是一些有新意的例外事件，对咨访双方来说都是一种丰富，一种生活经验的丰富。

第四章

见证及其他：回到生活本身

锦衣夜行不如衣锦还乡。

——中国俗语

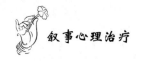
叙事疗法并不仅仅是一些哲学理念。多年来学界已经积累了大量行之有效的助人方法，在个体咨询、家庭咨询、团体咨询、社会工作、冲突调解、企业员工辅助工程 EAP、心理援助等领域都有广泛的应用。本章简要介绍见证、回塑、蜕变式治疗、合作评估、仪式、治疗书信、反思团体、叙事艺术治疗等，并简要介绍叙事疗法常用的一些技术。

一　见证

没有得到见证的故事是脆弱的，就像野外升起的篝火，尽管带来温暖和希望，但稍有不慎就会消散在风里。见证就像一种呵护，一种不断增加希望的火种，是一个能让来访者在咨询中发现的新故事可以演绎成新的生命的过程。从某种意义上说，治疗师是当事人生活故事的一个见证人。我们一再强调的聆听和共情的作用，也反映了这一点。甚至可以说，见证并不是一个单一的技术，很多叙事的技术都是在延伸见证的力量。

当事人生活中有困难也有希望，至少会有希望的萌芽。但是由于生活情境中缺少聆听者、欣赏者、知心者，很多美好的生活故事没有机会得到讲述和创作。治疗师的首要作用就是成为故事的一个聆听者，一个美好事物的见证人。我们发现，无论来访者讲述的问题故事看上去多么不可战胜，总还是会在讲述的过程中出现一些故事的片段，在那里当事人是有力量的，有自信的，有希望的。

治疗师聆听的姿态是当事人创造新颖故事的媒介。这个让人产生力量的新颖故事就像一个刚刚出土的嫩芽，往往很脆弱。它对生活事件的解释与充满问题的故事相对立。我们的自我故事并不是自己闭门造车的结果，而是通过与我们生活中重要的他人相互交往而学来的。通过活动，我们将这些故事付诸现实，而重要的他人的反应也被编织进我们的故事之中。

为帮助当事人成功地与业已成为其认同的问题叙事分离，需要召集一些观众来做当事人新的生活故事的见证人。除了治疗师之外，这些观众可以由对当事人的生活有重要影响的人组成，比如当事人的家人、邻居、朋友或者其他重要的人。

因为我们和我们所爱的人的心理联系并不因为他们的去世而结束，叙事心理治疗的实践者还让当事人想象已经去世但是仍活在当事人心中的人对他新的生活故事的反应。这种关系可以被发掘出来，可能会成为当事人提出新的或者更积极的自我描述时的资源或者鼓励。咨询师可以鼓励当事人做自己新的生活、新的思想、新的希望的见证人。

见证的第一步就是要请来访者在意的人来做见证人。有时候来访者在意的人不一定适合做见证人，也不一定愿意做见证人。这样就要做一些筛选。有时候来访者在意的人可能恰恰是给他带来伤害的人，这样的人不适合做见证人。有时候来访者在意的人可能已经不在人世了，这样可以使用空椅子技术代替，或者可以放置一个维系着来访者与那个人的心

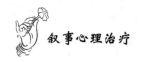

理联系的纪念物，让来访者想象他如果在场会怎么说。有时候来访者想邀请的见证人可能不是现实中存在的人物，甚至可能会是宠物，这都是可取的。只要来访者认为他们知道来访者在之前的咨询中所表达的优点、力量、希望、梦想、价值观等，就可以邀请。有点像心理剧。

邀请见证人之后，要对见证人做培训。让他们知道谈话进行的程序。让他们事先知道你将会问他们以下问题：

第一，是表达（expression）。

提问见证者："你刚才在我们的对话中听到的什么东西让你印象特别深刻？刚才对话中的哪一点特别打动你，让你印象特别深刻？"这一点就要事先要求见证人注意，一定要是例外。见证人印象深刻的有时候是消极的事情。我们看新闻网页，绝大多数的信息都是消极的事件，因为消极的事件比较容易抓住你的眼球，比如摔婴事件、强奸、凶杀等。为什么呢？这是因为人性进化当中的一种保护反应，积极事件往往没有威胁，消极事件往往有威胁，有威胁的事件往往会危及你的生存，当你习惯了先对有威胁的事件做反应这种行为模式之后，你就更容易找到对你的生存有威胁的信息，以保证你的生存，你的基因就更容易传递下来。这是自然选择的结果。所以我们更容易听到消极事件。因此我们在使用见证技术的时候就必须要明确，需要事先跟见证人说明："当你听他的表达的时候，你要重点去听那些他没有被问题控制的生活事件。"比如他觉得他很自卑，那你去听他没有自卑的例外事件，那叫作闪光点。需要特别强调的是"表达"，不是指表达内容中所有打动见证人的东西，而是那些让你感觉到很奇怪的力量，让你感觉到有一些触动的力量的、没有被问题影响的地方。

第二，是景象。

要提问见证人："当你听到那些积极事件、例外事件的时候，你（见证人）的脑海里浮现出一个什么样的景象？可以是具体的景象，也可以是抽象的景象。"无论如何，要求一定是个景象、图像。

第三，是共鸣。

问见证人："你刚才听到他那个例外的时候，你有没有什么经历让你产生共鸣的？"——让他（见证人）联想到自己有什么样的生活事件。请注意：这个地方也要求是积极的共鸣！比如说见证人在回应的时候说，前面说来访者这件事情做得很好，然后就有"我怎么就做不好呢？"这样一个共鸣就会让被见证的人有一种负罪感。咨询师就要事先跟见证人要求：第一要听积极的例外事件；第二要讲自己的例外事件，在回应的时候其实是讲的自己的力量感，如"我也有一次……做得挺好的，我也在这种情境中遇到过这样的情况，我活下来了"。

第四，是触动。

问见证人："听了他的故事会让你有什么改变？"其实这个"触动"在英文中是transportation，意思是"运输"，它的本意实际上是见证人听了咨询的对话会有什么改变。行为、思维有没有被这个故事带到某个地方，带到和你以前不

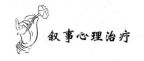

同的地方叫 transportation，我把它翻译成"改变"是一种意译，是根据上下文的意思翻译的。

第五，是好奇。

在这个见证技术里边往往还有一步，这就是好奇：他是怎么做到的？这个问题不需要来访者回答。只是一个表达对其力量的好奇，开启一段探索的旅程。

二 回塑（Re-membering）

每个人的人生中都会遇到很多人。这些人或许是我们认识的，或许是我们的家人，或者只是曾经共事，甚至只是曾经共同旅行的陌生人，或者甚至只是传说中的人物或文学作品中虚构的人物，有时候甚至只是我们拟人化了的玩具或者宠物。无论如何，这些"人"中的许多，对我们具有重要的意义。有的则似乎被我们忘却。在叙事疗法中，这些人共同组成的这个群体，被比作我们人生的俱乐部。这些人都是这个巨大的俱乐部中的成员。

这些成员的级别是不同的。或许可以根据他们对我们的影响力的大小，可以分为黄金级别、白银级别、黄铜级别、黑铁级别等。我们每个人的自我认同都与这些人生俱乐部的会员有关。当我们遇到生活困境的时候，有可能是因为我们忘记了我们才是这个俱乐部的老板，我们忽略了我们对这些人的会员资格的管理权。我们不经意间提高了那些给我们这个俱乐部带来消极影响的会员的级别，降低了本来可以让我们这个俱乐部更加美好的成员的级别。通过回塑技术，我们要对这个人生俱乐部的会员级别进行调整。

具体调整的方法是首先发现一个曾经欣赏过自己的人，然后仔细询问他欣赏自己的哪一点，询问他是如何表达对自己这一点的欣赏的。然后将这种被欣赏的特点和其他的生活事件相关联，建立一个新的自我故事。

三　蜕变式叙事治疗

蜕变就像一个作茧自缚的蝶蛹转化为自由飞翔的蝴蝶。蜕变式叙事心理治疗（transformative narrative therapy）是加拿大"国际个人意义研究所"（International Network on Personal Meaning）的主席王保罗（Paul T. D. Wang）博士提出的。该研究所由王博士创建于1998年，是一个跨学科的非营利国际学术组织，没有宗教、政党和政治倾向，其目标是借助有关人类对意义和目的的普遍追求的研究以及教育和应用心理学，促进人类的健康、和平、精神成长和潜能的发挥。最初深受弗兰克尔（Victor Frankel）的意义治疗（logo-therapy）的启发。王博士认为所有的心理治疗都会关注"变化"（change），但是因为理路的不同，关注的变化会有差异：有的关注认知和行为的改变，有的关注家庭动力的差别，有的则关心如何重写生命的故事。蜕变式叙事治疗关心的是个人和社会生态的蜕变（transformation）。它要通过改变个人的意义建构来改变其自我观和世界观。所以蜕变

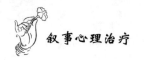

式叙事心理治疗也可以叫作意义中心的叙事治疗（meaning-centered narrative therapy）。

蜕变式叙事治疗的基本原则包括：

辩证与悖论原则。蜕变式叙事治疗相信在心理治疗过程中问题与希望同在，对立双方的整合可以带来新的希望。新的希望，比原来生活中相互对立的两个方面中的积极方面更有力量。冲突意味着当事人希望改变。经过对立面的反复冲突与整合，当事人最终会获得成长。因此，当事人应当尽量整合问题叙事（problem-saturated story）和替代叙事（alternative story），以获得更具包容力、更具力量的新叙事。

协同原则。蜕变式叙事治疗认为治疗师不可能像镜子那样和当事人保持距离。在治疗过程中治疗师和当事人都是对方生活的一部分。治疗是一种生活体验的交换。所以治疗师是怎样一个人比他掌握了什么技术更重要。在治疗进行的一个小时中，当事人和咨询师会有一种相互混合的体验，感觉就像一个人，相互信任，无条件地接受对方，形成治疗同盟。

象征原则。蜕变式叙事治疗达到象征层面的时候其影响力会更深远。象征表达了我们心灵深处的渴望，往往以梦的形式出现。更重要的是，象征会触及人们心灵深处的潜能，因此通过象征的转化，日常的小事可能会具有非同寻常的深刻含义。即便一些负面的生活经历也可能具有积极的效应。象征的转化有时候可以通过类似诗歌的语言来完成。

整体原则。转化需要包含认知、行为、情绪和精神等各个方面。简而言之，它需要触及当事人生活的方方面面。其生活目标和生活方式都会出现转化。生活故事将会是全新的，沿着完全不同的情节，达到不同的目标。

英雄主义原则。蜕变式叙事治疗绝不在困难面前退缩，不会满足于肤浅的解决方案。要求在生活中采取一种富有勇气的立场，勇敢地面对一切生活困境。当事人可以从过去的英雄神话故事中获取鼓舞和灵感，拓展看待生活的视野，从而把失败者的旅程转化成大英雄的探险。

实用原则。转化要在生活方向、目标和方式上有所表现。当事人要像演员适应新角色一样去适应新的生活故事。当事人要学习新的说话方式，新的做事风格，就像自己得到了"新生"。当事人要在家里做练习，咨询师给予强化。在当事人的改变影响了环境之后，新的生活叙事就会固定下来。

以上原则并不完备，但是可以作为蜕变式叙事治疗实践的基础。但是有一点需要注意，即自己没有体验过生活转化的人是不可能帮助别人产生这种体验的。

四　叙事合作评估

合作评估是布鲁斯·查尔摩博士（Bruce Chalmer）提出的一种问题解决方案，可以作为心理测量的替代技术。查尔摩博士是佛蒙特合作评估中心（Vermont Center for Collaborative Assessment）的主任。其基本思想来源于叙事治疗和某些心理测评理论和技术。在合作评估的过程中来访者和咨询师

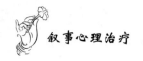

是平等的合作关系，都参与评估过程，而不是像传统的心理测量一样由咨询师来测量，来访者只能被动地接受。在合作评估的过程中来访者和咨询师的立场是一致的，都是解决问题。这样一来皮球推给了"问题"，而非任何人。从而可以让人团结起来共同担负起处理人与问题之间的关系的责任，避免相互指责等不利于问题解决的情况。合作评估和通常运用的叙事治疗的不同之处主要表现在：它的基本出发点不是运用于人们来寻求"治疗"的情境中，而是用作心理测量的替代手段。比如学校有时候会安排心理测评作为决定是否应该接受特殊教育或者其他服务的一部分。法院也会在儿童托管、精神犯罪等领域使用心理测评，当然他们各自的要求不同。

合作评估是作为传统心理测量的替代方法提出的，所以任何需要应用心理评估的情境中都可以运用。只不过需要由来访者做选择。只要他们希望通过评估过程解决问题，希望平等地参与评估的过程即可。

合作评估与传统的心理测量相比在效果上具有一些优势。比如合作评估的效果之一是让受问题影响的人们共同面对问题，而不是相互指责，造成资源内耗。

心理测量把人看作是被试，预先假设这个人"有"一个或者多个问题需要被诊断出来。而且被试一定不能对自己进行心理测量。测评者站在"问题"和"有问题的人"外面，从这个角度可以对"有问题的人"进行审视，可以看清楚这个人的性格特征（或者各种性格特征和外部环境的交互作用）是如何导致问题产生的。合作评估不然，它把问题作为心理评估的对象。换句话说问题被看作是独立存在的，并非某个人身上内在的不可分割的一部分。合作评估的促动者的任务是和参与者合作，共同解决他们"带来"的问题。这样一来，合作评估的促动者和参与者看问题的角度都和心理测量人员一样：他们都是站在问题外面看问题，从而可以思考"问题"对参与者的生活产生的影响和参与者对"问题"曾经尝试的反应，以及参与者对这些影响的喜好。合作评估的所有参与者都会受到问题的各种形式的影响，这个过程不可避免地会影响整个评估情境（并且合作评估认为这种影响越大越好）。这种影响实际上就是促进问题解决的治疗过程的一部分。所以"评估"和"治疗"之间没有绝对的界限。

在合作评估中，主要的方法是对话，以"问题"对参加者生活的影响、参加者对"问题"的影响以及他们对这些影响的偏好为主要话题。在这种对话中，参与者（包括促动者）也可以建议使用别的方法，包括专家咨询（比如视觉/听觉检查、神经外科检查或者其他医学检查、药物/酒精依赖检查、学习风格诊断等），这类咨询往往要一个或者一个以上的专家对来访者进行标准化测试。但是这个时候，专家意见的地位和合作评估过程中的其他人的意见平等，专家不能只是置身事外传达"真理"，而是要从他们的角度讲一个故事。合作评估的促动者要指出这种专业的叙事往往容易被认为高于其他参与者的故事，因为它们是"权威"的观点，并要求合作评估的参与者和其他的评估人员反思这种倾向

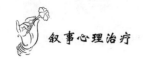

性，思考他们自己对如何理解这种专业叙事的偏好。如同对诊断的态度，在这里合作评估并不是要排斥或者贬低专家的观点，而是把这些观点也看作是特定人从特定的角度所做的理解，从而参加者可以更自由地运用他们自己的判断力来决定如何运用这些观点。

当有关规定要求进行特定标准化测量的时候，合作评估可以整合那些做法，对测量结果和其他的专家观点等量齐观。

五 仪式的作用和应用的方法

我们的生活如果遇到重大改变，比如新生命的诞生、升学、毕业、结婚、就职、合作、故友去世等，我们同样会邀请一些重要的人物来见证，并且会举行一定的仪式。这些仪式的作用之一就是把这种改变真实化。叙事治疗在治疗情境中创造性地发挥了仪式的这种作用。总起来讲，叙事治疗中运用的仪式有三种情况：一种是在界定问题的时候，一种是在取得阶段性进步的时候，一种是在治疗结束的时候。

比如因为上网成瘾，家长带着孩子来咨询。咨询师可以先和整个家庭交谈，详细了解"网虫问题"的演变过程。即"网虫"（注意这个名字并非学生的诨号，而是问题的名称）给这个家庭带来了什么影响，家庭曾经采取过什么样的措施来摆脱网虫的影响，都有哪些人比较关心这个问题，哪些人会希望这个家庭从网虫问题的控制下走出来，开始一个新的更有意思的故事，等等。了解这些信息之后，咨询师可以和来访家庭共同签署一个协议，以正式的方式宣布治疗的开始。在这个过程中可以邀请其他的咨询师或者当事人认为重要的人物参加，作为证明人。如果有一些当事人认为意义重大的人物不能出席（比如已经去世），可以用空椅子代替。仪式过程中当事人要参与，并向每个出席者表达和大家一起努力处理好与"网虫"的关系的决心。

仪式的治疗作用至少有三个：

首先，可以让问题清晰化。澄清问题通常是治疗开始的非常重要的第一步。如果没有一个清晰的方向，叙事治疗就非常难以进行。问题澄清的过程通常不是由来访者或者来访家庭直接提出，而是由来访者或来访家庭与咨询师通过共同交谈而确定的。这并不是不尊重来访者对自己的理解，而是肯定治疗是一个合作的过程。当然如果来访者和咨询师都认为来访者所抱怨的问题就是咨询要解决的问题，那么就可以把摆脱这个问题的影响作为咨询的目标。但是双方对有关问题的讨论一定不能少，否则的话有可能在咨询过程中出现治疗目标的不一致。但是也要注意，这种澄清的过程其实是一个建构的过程，不要误以为问题是实存的。同时问题肯定是在变化，不同阶段的咨询目标肯定有很大不同。

第二，问题界定仪式具有团结家庭力量和建立合作式治疗关系的作用。在上面的例子中，往往父母是带着对孩子的谴责来到咨询室的，他们认为孩子的行为非常令人失望。他们辛辛苦苦工作，孩子却不能理解他们，天天沉迷于网络荒废了学业。而孩子则觉得父母不能理解他，父母没有给他足

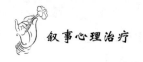

够的爱，觉得非常孤独，对父母有一种同样的对立情绪。这种相互谴责的关系当然不会有利于问题的解决。

父母和孩子对咨询师的态度同样又阻碍了咨询的进展。父母会觉得我们绝望了，对这个孩子没有任何的办法，所以我们花钱请你帮我们处理孩子的问题。我们给你提供信息，但是你要向我们负责，解决孩子的问题，否则便是咨询师的失职。孩子则会认为，父母没有尽到爱护我、理解我的责任，却要花钱请一个外人来为他们说话，如果你能让父母理解我，我承认你帮助了我，但是如果你没有解决父母的问题，那么就是你的失职。整个家庭和咨询师的关系都是对立的。这样当然也不会有利于问题的解决。通过问题澄清的过程，所有有关的人员都能达成一种共识，"问题不是孩子的一部分"，也不是"父母的一部分"，解决问题也不是咨询师的任务。共同的目标是大家通过合作摆脱问题的影响，至于问题是从哪里来的、究竟是谁的责任相对而言并不重要。何况通过大家的合作问题可能将不复存在，一味探讨问题的来源似乎没有意义。

第三，问题界定仪式能够增强来访者和来访家庭的力量。当问题不清晰的时候，来访者处于一种混沌的情绪状态，没有明确的目标。换句话说，来访者和来访家庭并不知道问题解决的方向。或者说虽然有一些理解，但是往往不能积极地实施去改变计划。但是通过这种界定仪式，大家都能够清楚下一步应该怎么做，能够更加积极地参加心理咨询。即便那些来咨询之前没有那么多信心的人或者家庭，也会变得信心百倍，愿意继续努力，探索更希望出现的生活故事。所以说问题界定仪式非常有利于集中和增强来访者或者来访家庭的力量。这种方法在团体管理中也具有同样的效果。

六 治疗书信

在叙事心理治疗中，有一种独特的以文本或信件为媒介的交流方式运用得较多。叙事心理治疗不一定要在咨询室里面进行。怀特有时候在生活中突然想起以前的来访者，就可能会写封邮件问候。比如：

> 亲爱的福瑞德：
>
> 收到这封信是不是很惊讶？我自己也是很惊讶会写这封信给你。这完全是因为昨天我在公园里为了看一个人做俯卧撑，一不小心，在水沟边扭了脚趾头。但是这跟你有什么关系？我还记得上次我们见面的时候，你的脚也扭了。我自己扭了脚，让我想起你的脚，想到你，不知道你近况如何。就是这样。
>
> 下次见。
>
> 麦克·怀特

与传统心理治疗师必须保持与来访者之间的距离有所不同，在叙事治疗里，咨询师并不回避个人化的信件往来。事实上，"这是叙事治疗很重要的一部分"。另一位心理治疗师大卫·艾普斯顿规定每次会谈后都要写信给来访者或者其家人。信件也是治疗师、来访者及其家人平等交流、沟通的一

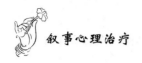

个重要平台。咨询师和来访者之间的谈话有时候朴实得像朋友在聊家常，有时候在平实中加入一点调料，可以刺激来访者的想象力和参与感，渗透到他们的内心世界。信件成为心理治疗的一种辅助方法，麦克·怀特说："对于那些努力要使自己逃离生活现实的人，即便只是一封简短的信，都可能价值非凡"。

以下是怀特和艾普斯顿（1990）的经典著作中的一位来访者的例子。一个当事人写信告诉他们在一年之前的治疗中进行通信的体验。她写道：

> 有一次我坐在沙滩上，拿出了信。只是读了读信，我就止住了哭泣。我发现汤姆又失业了……在读这封信之前我从来没有意识到我觉得那是我的责任……所以我看这封信的内容——它说了些什么？我不能对汤姆负责。它曾经起到了期望的效果，于是我就把它放到一边，还觉得它已经用过了，可以被忘记了。

e疗（therap-e-mail）

有人甚至将通过电子邮件进行的叙事心理治疗发展成一种新的心理治疗模式，称之为"e疗（therap-e-mail）"。在本文中"e疗"的含义是通过电子邮件进行的叙事心理治疗。治疗过程从当事人登录网上治疗的网站开始（http://www.therapyonline.ca）。当事人需要提交一个虚拟解决工作表（Virtually Solve It worksheet，VSI）。

VSI 中包含了根据叙事心理治疗（White & Epston, 1990）和问题解决中心理治疗法（de Shazer, 1994）的提问格式设计的一系列问题。治疗师通过电子邮件接收 VSI 请求，如果当事人接受一定的条件，治疗师就热情地欢迎他们，并通过电子邮件回复他们的 VSI。然后当事人把 VSI 下载到自己的电脑上开始治疗性改变的过程。

VSI 的主要目的是帮助当事人开始外化问题和帮助他们适应人生的改变。许多治疗师认为对于很多当事人，VSI 可能是很好的催化剂，使他们很快发生改变，不需要进一步的心理支持。如果当事人希望进一步治疗，他们填完（或者部分地填完）VSI 之后通过电子邮件再次寄给咨询师。

填写完整的 VSI 可以为咨询师提供一些必要的信息，包括当事人生活的基本情况、他们准备如何处理问题等。借助这些信息，咨询师就有充分的条件通过电子邮件提供关注和专业治疗。因此，e 疗的过程就是治疗师和当事人之间频繁进行邮件交流的过程。在这个过程中咨询师和当事人共同创作的治疗记录被全文保存。

像 e 疗这样的通信治疗有很多好处，其中之一是当事人和咨询师都可以拿到整个治疗过程的文字记录。当然，我们发现无论对当事人还是对咨询师，e 疗还有很多各种各样的好处。

首先，怀特和艾普斯顿在做面对面的咨询的时候经常会通过写信的形式写一些总结（怀特、艾普斯顿，1990）。这些当事人说这些信件对他们来说非常有价值，因为他们可以反复地阅读。很明显这一点 e 疗也可以做到。

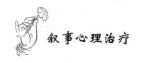

重读的价值表现在很多方面。当事人可以看到自己发生了多大改变，看到自己走了多远。这对那些总是自责的当事人尤其重要。当事人可以看到自己是怎么克服以前的问题的，从而可以运用同样的方法来面对未来的问题。比如针对成瘾行为：戒除了某种不良嗜好的人可以回顾他们戒除的过程和手段，以及对于他们的生活带来了哪些好处等。

当事人还可以重读咨询师对他们的行为和人格进行的积极鼓励，尤其是当他们精神低沉的时候。怀特和艾普斯顿（1990）曾说，当事人来到咨询室会讲述他们自己的充满问题的故事。e疗也会这么做。同样在e疗的主体部分很重视这种故事的例外情况。当事人在受到旧故事的束缚的时候可以阅读这些例外。这样就可以维持他们已经发生的改变。

第二，整个治疗过程由文字记录下来，这使得督导简单化。Mearns（1995）曾经说："我们不应该指望间接的督导可以告诉我们关于当事人的现实的任何东西……可以推测督导员对于不在场的当事人毫不了解。"当e疗需要督导的时候，只需要将当事人和咨询师所写的信寄给别人就可以了。这样当事人就不再缺席了。因为当事人对督导者和咨询师来说并无二致。正因为如此，督导者和咨询师都可以了解关于当事人的一手资料。做督导的咨询师可以站在咨询师的立场上看问题却不为咨询师的反应所迷惑，从而提供自己的反应方式。这个优势即便录像记录也做不到，因为在看录像的时候我们只能做个旁观者，除了注意咨询师的反应方式之外别无选择。

进一步讲，因为e疗不需要立刻做反应，咨询师可以在寄出回信之前和自己的督导老师进行交流。这样督导老师和咨询师的长处和优势都可以得到发挥。这对咨询的意义非常明显。

下面这张表格是 e 疗咨询师劳伦斯·墨菲编写的，为了简洁我们进行了删节。如果读者希望更详细地了解两种咨询的区别，可以登录他们的网站或者和他们联系。

面对面的咨询	电邮心理咨询TM
您需要预约。在接受心理咨询服务之前必须耐心等待。	因为通过加密电邮进行的交流就是心理咨询，所以您随时都可以做咨询，无论晚上还是白天。
您得亲自到咨询的地方去。可能得花费一定的交通费或停车费。	不需要出行。倘若您的身体不便出行，或者不愿意出行，这一点就显得尤其重要。
为了接受咨询，您得在来回咨询中心的路上和在咨询过程中花费大量的时间。	您随时都可以抽出几分钟的时间给在线咨询师写信。
有时候在面询过程中人的感触会深到超出想象的程度。您的情感会令您惊讶，或者偶尔会在咨询过程中难以自控。您的咨询师会当场帮助您处理。	在写作或者阅读治疗电邮的时候，您也可能有强烈的或者不曾预期的情绪反应。但是您的咨询师不在场。对这种情况您得有心理准备。我们会提供自助手册。
在面询中，除非您的记忆力特别好，您不可能记住您的咨询师所说的每句话。通常我们只能注意听或者记忆那些当时我们觉得重要的内容。	您可以保存您的咨询师所说的每句话。您可能今天觉得咨询邮件的某部分特别重要，而改天则注意到完全不同的东西。并且如果您在将来遇到类似的问题，可以提醒自己咨询师当时是怎么说的，第一次问题是怎么处理的。

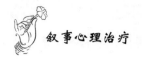

七　反思团队

麦克·怀特的"改写对话"（怀特，1995）是叙事研究、咨询实践和对权力关系的批判分析的方法论指导。叙事隐喻、社会建构论和后现代主义理论引导着诠释的视角。麦克·怀特曾经提出一种独特的反思方式，可以在达到反思的同时也可以达到探索的目的（怀特，1995）。但是应该说最早提出反思团队和反思过程的人是汤姆·安德森，按照他的思路要让来访者可以在表达的立场和倾听的立场之间进行转换（安德森，1987、1991、1993、1995）。反思团队不仅仅是一种工具，还是一种哲学，鼓励人们进行对话、反思和探究。反思团队中有几个观察者，他们和接受咨询的人分开坐。反思团队的成员不得在咨询期间交头接耳，等到咨询暂停他们才能相互交流和表达他们的意见。反思性对话通常可以持续 2 ～ 15 分钟，内容通常是观察者在观察咨询过程中的语言交流和非语言交流时出现的想法。表达的方式一定要是肯定的、尊重的、非评价性的。观点可以新颖，但是无论在内容上还是在表达的方式上都不要太怪异。在反思队员表达自己的想法的时候，咨询师和来访者可以采取一种不置可否的态度，然后继续咨询的时候咨询师可以考量反思队员说的内容，哪些是符合实际情况的，哪些不符合，哪些没有什么意思。这种反思循环很可能使双方改变对新的意义的理解和发现。

反思团队对家庭治疗的潜在影响已经有十多年了。反思团体的基础是叙事的比喻，就是尽量拓展空间，让新故事慢慢浮现。这些方法所关注的不再是理论上的确定性和客观真理性，而是接纳各种不同的理解。关注在治疗性对话中社会建构对于意义生成的作用。这种讨论和维特根斯坦与巴赫金讨论对话交换的"生活片断"的哲学相辉映（安德森，1998；肖特，1998）。

反思团队是叙事治疗的一种非常有意思的工作方式。麦克·怀特从芭芭拉·梅洛夫那里获取了不少灵感。芭芭拉是一位人类学家，曾经在加利福尼亚的威尼斯研究过老年犹太人如何通过互相讲故事建构自己的社区认同（梅洛夫，1980）。在叙事治疗当中，反思团队（reflecting teamwork）是以"解说典礼（definitional ceremony）"的形式出现的。请一些旁观者来见证一个人生活体验的丰富性。作为反思团队，听众不仅仅要向当事人反馈自己听到的信息，而且要进一步追问新颖故事。听众还要积极参与对话，相互之间交流自己听到了什么，听到的内容和自己的生活体验有什么联系。

其实在家庭治疗中运用团队的方式，或者运用单向玻璃的方式已经是老皇历了。米兰学派（Milan Associates）和纽约的阿克曼研究所（Ackerman Institute）早就已经开始运用。他们会组织一些咨询师坐在单向玻璃后面，隐身观察一个咨询师和来访的家庭交谈，由咨询师们一起提出一个"家庭系统"和一个"治疗系统"。治疗师根据团队的假设进行后续治疗。这在西方家庭治疗训练和服务机构中非常普遍。这种方式当然有很多好处，后来也提出了很多关于团队焦点和

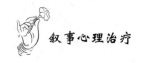

叙事心理治疗

团队结构的研究理论，但是也引起了一些伦理上的和政治上的争论。因为团队是匿名的，而且不考虑家庭成员本身的理解，很多人开始反对这种做法，包括一些建议使用这种方式的骨干。

1987年挪威人汤姆·安德森曾经发表了一篇文章:《反思团体：临床工作中的对话和对话后面的对话》。在这篇文章中，作者介绍了治疗团队的概念。许多对其感兴趣的治疗师很快就接受了这种发展，他们看到了这种工作方式可能存在的效果，但是往往因为热情太高而忽略了这种方式隐藏的问题。后来团队的自主性问题和匿名性问题越来越严重，后来的治疗师就不能置若罔闻了。卡尔·汤姆就是对这个问题比较敏感的治疗师之一，正是他在20世纪80年代末把治疗团队的概念介绍给麦克·怀特的。卡尔总是对治疗中的新动向特别敏感。他曾经创造机会让怀特和汤姆·安德森见面，怀特从而获得了关于反思团队的第一手资料。当时，卡尔非常热心，建议怀特认真考虑这种反思团队，争取能在自己的工作中加以运用。怀特比较委婉地提出了自己的一些不同看法，他觉得自己好像很难在实际工作中运用，因为当时表述得不是很明确，所以后来怀特把自己的想法又重新整理出来。归结起来总共有以下几个问题:

（1）怀特说自己非常能够理解反思团队这种工作方式的力量，但是不太了解它的力量到底表现在什么方面。他曾经观察到在传统的精神病院中，例行的公开查房对病人具有巨大的负面效应。他觉得通过这种方式公开地监视别人也不一定会有实际的治疗作用，所以开始思考究竟以什么方式可以减少这种暴露的负面作用。

（2）怀特清醒地注意到在心理治疗的习惯做法中，治疗师和当事人的话语都打上了病理学的烙印。从而本来一些讨论别人生活和人际关系的方式可能把人客体化或者边缘化，但在咨询情境中却被视为是自然而然的事情。反思团队应该注意如何才能避免或者减弱这种客体化效应和边缘化效应。

（3）具体地说，很多家庭治疗家长期以来习惯了结构主义分析和功能主义分析方法。因为这种分析有把治疗师的专家知识提升到"真理"地位的作用，同时这种分析也可以让来访者的知识显得无足轻重。所以怀特觉得反思团队可能也具有这种两极化作用，也就是一方面提升专家知识的真理地位，另一方面剥夺其他不同理解成为真理的资格。所以怀特就思考如何避免出现这种情况，如何避免剥夺来访者的话语权。

（4）怀特觉得在某种程度上可以说心理治疗的文化并不是主流文化的边缘。治疗的文化不能摆脱主流文化的结构和意识形态，同时还可以说治疗还是这些结构和意识形态的卫道士和传播者（比如，西方文化中对女性具有一种排斥，反映到心理治疗的文化中就表现为谴责母亲的做法）。从这个角度说，我们要思考反思团队是否值得信赖，他们的运作方式是否同样会成为主流文化的翻版，结果会不会进一步强化本来来访者希望解决的问题？或者说进一步强化了问题的生存环境？如果的确会出现这种情况的话，对反思团队的信任

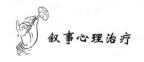

真的是放错地方了。那么反思团队应该注意如何避免复制主流文化中的这些消极方面。

在几年的时间里，怀特的上述担心和其他一些说法收到了各种不同的反馈。有的治疗家认为怀特把整个反思团队的思想弄得太复杂了，认为应该相信反思团队成员的"直觉"。但是怀特还是不能接受这种理解。他认为，直觉是进入了"民族心理"的理解和实践模式。当然怀特认为这并不是说直觉不能对人们的生活产生积极影响，只不过不能不加反思地追随直觉。怀特并不怀疑对直觉的历史性反思可以为理解世界上存在的某种特定的理解和行为体系提供很多启示——也就是说如果我们从时间的维度上去考量什么是直觉，我们就会发现不同时期对它的理解会不同，很多过去被认为是直觉的东西，现在看来可能是一种愚蠢。鼓励反思团队的成员"信任"他们的直觉就好像是鼓励他们相信自己的"好心"，很多时候有好心不一定能做好事。

另外一些治疗师建议怀特让那些队员表达他们内心最深处的主观体验，这样就可以解决他的那些担心。可是这种对体验不加检查的表达会如何呢？到底这种对主观体验的纯粹的表达存不存在？难道表达能够跳过理解的中间过程不管？难道用语言表达的体验能够脱离语言的建构而存在吗？在一个族群中的人所表达的主观体验，对于一个站在这个族群之外，同时又不了解这个族群的意义体系的人而言，会有意义吗？这个人能够识别或者承认那个族群中的人的表达吗？不大可能。并且，一个人有一个中心，可以通过这个中心来表达自己真实的自我这个思想本身似乎就经不起推敲。

还有一些治疗师认为可以通过别的一些概念来解决这些问题，比如像哈贝马斯的"理想话语共同体"（ideal speech community）。可是在怀特看来这个想法也行不通。怀特很熟悉但不赞同"理想话语共同体"思想，他觉得一个共同体无论如何也不可能摆脱文化中的各种权力关系，不能摆脱文化中的组织的影响，包括性别、种族、阶层、机会、年龄、性别偏好、经济等。怀特一直有一个观点，认为要挑战这些权力关系，减少它们的消极作用，但不能否认它们的存在，而是要尊重它们的存在。只有尊重它们、承认它们，才有可能对它们形成冲击，这种挑战本身也是这个权力关系网中的一部分。他非常赞同福柯对"理想话语共同体"的批判：

> 在我看来，"存在一种没有强权的交流状态，真理可以没有任何羁绊地进行流传，没有人会进行限制和干预"，这种思想似乎是一种乌托邦式的空想。这种思想忽略了一点，权力关系不一定是不好的，只是我们要能够从权力关系中摆脱出来。如果你将权力关系理解为人们用来管理人，用来决定别人的行为方式的途径和手段，那么我不相信没有这种权力关系，社会还能存在。问题不是要通过乌托邦式的完全透明的交流来消弭这种权力关系，而是要给个人的自我以法律规范、管理技巧和伦理、道义、习惯，从而可以让权力游戏尽量公允，减少支配性成分。（Foucault 1988，第 18 页）

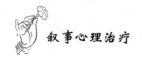

怀特说他的那些担心非常顽固，一直不肯消散。他没有停止和它们纠缠，因为他觉得自己对于发挥反思团队的转换力量仍然非常有热情，因为他以前对这种方式的探索具有很强的强化作用。下面怀特从三个方面探讨反思团队。第一，继续探索前面那些担心；第二，回答一些曾经参加达利奇中心的反思团队的人的评论；第三，提供在那些情境中的一些曾经咨询过怀特的人的反馈。

下面所引用的怀特的研究，在他本人看来还没有令人满意地解决前面提出来的这些问题，同时他认为肯定还可能会存在别的问题，所以他建议读者不要把这些东西看成是结论性的东西，可以把它们理解成一种过程中的、还不成形的东西。

解说典礼

有时候各种条件聚集到一起，形成一个具有创生性的母体，它具有非常敏锐的自我意识，能够非常积极地参与自己的历史，给自己提出一个非常精确的定义，并对自己的命运、过去和未来提供非常精当的解释。然后他们成为自己编写的历史中全知全能的演员，而不是别人研究的对象。他们"制造"了自己，有时候甚至是"编造"了自己，这种行为是不可避免的、完全自动的，但是只能在特定的情境中出现在特定的人身上（梅洛夫，1982，第100页）。

下面我们要讨论的反思团队的做法可以有很多不同的称

谓。巴巴拉·梅洛夫提出的"解说典礼"是其中一个较好的选择，它明确传达了"各种条件的聚集"、让人成为"自己历史的积极参与者"、人可以"编造自己"等思想，可以澄清反思团队过程中的一些问题。

梅洛夫用"解说典礼"这个隐喻来描述洛杉矶的一个贫困老年犹太人社区居民的行为。因为这个社区在整个社会中不被注意，他们也就没有什么机会来反思自己的生活，有时候甚至怀疑自己是不是还在这个世界上活着。这个社区的人们正是通过解说典礼来对抗这种危险的。这些仪式给这些人提供了"存在的舞台"，提供了"自我和集体宣称自己存在的机会"：

> 解说典礼可以处理"被忽视"和"边缘化"的问题，它们是一种提供被人知见的机会的策略，以自己的方式让别人见证自己的价值、生命力和存在。（梅洛夫，1986，第 267 页）

梅洛夫使人们注意到"外部见证者"在这种界定仪式中的重要性。这些外部见证者对于承认和见证人们自己提出的自己的历史和身份以及履行这些说法非常重要。界定仪式中外部见证者的参与可以赋予那些自我声称的东西"更普遍、更真实"的特点，可以扩大它们，可以让它们合法化。外部见证者还可以为自我意识的反思提供一个背景，在这个背景中，人们自己可以看到自己，更容易认识自己，更能意识到他们参与了自己生活的建构。获得这种具有反思能力的自

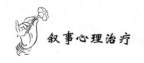
我意识非常重要，它可以让"能知者"和"所知者"合二为一，可以让人担负起创造自己的责任，同时还能保证自己的真实性和完整性，让人们可以干预塑造自己生活的过程。

我们相信下面要讨论的这种反思团队的做法也可以具有这种功能，创造一个具有反思能力的自我意识，让人参与编排自己的生活。我也相信治疗师了解解说典礼的机制，有助于了解这种反思团队的很多重要方面。

简单介绍

怀特在达利奇参加了很多培训性的活动，组织了一些工作坊。对于许多参加者来说这些活动是他们第一次接触反思团队。因此，开始的时候给他们提供一些基本的介绍非常有帮助。

在介绍中，可以告诉参加活动的咨询师不要把来访者带到咨询室的问题理论化。他们的任务不是确定问题的真实性，而是仔细注意咨询过程中的对话。怀特还会告诉咨询师他们的任务不是去提出和实施对个人生活或者对系统的干预。反思团队的任务不是去"提供策略""教化""做模范"或者去"提建议"。如果反思团队的咨询师要去做理论化的解释或者总是思考如何干预的话，他们就偏离了他们的特权。之所以这么说，有三个原因：

其一，那些愿意向咨询师敞开自己的生活的人在这个过程中赋予咨询师的特权——允许他们参与反思团队表明了对咨询师高度的信任。

其二，从社会秩序的角度看，和反思团队中的咨询师个人位置有关的特权——在处理自己的生活事件的时候，反思团队成员的选择往往是来访者没有的。

其三，在治疗情境中治疗师的特权——在治疗情境中存在一种本然的偏向于咨询师和反思团队成员的权力，尽管可能会采取一些措施去减弱这种倾斜，不让它过度。

怀特会告诉访问咨询师哪些是在反思团队中应该出现的反应，以及他们的任务是在相互之间或者和来访者进行互动的时候注意以下几个方面：

（1）注意在互动中，自己的立场在整个活动中的优越性。

（2）尊重人们对自身问题的经验，尊重他们对自己所面对的两难处境的经验，尊重他们为了改变自己的生活所做的各种努力。

（3）激发人们对许多本来被忽略的生活片段的想象力，这些片段可能为来访者打开新颖故事的大门。

（4）在治疗情境中，积极运用他们自己的个人经验、想象力、目的导向、好奇心等。

会谈结构

通常怀特在做反思团队的时候会把谈话的结构分为四个部分。每个部分本身就是一个咨询。在第一部分，咨询师接见来访者，反思团队成员做旁听。这个时候反思团队成员可

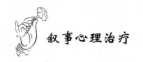

以在单向玻璃的后面，也可以和咨询双方在同一个房间，如果在同一个房间就要坐在他们的后面。在咨询开始之前，先让来访者做一个选择，让他们决定在咨询之前和反思成员相互认识，还是在咨询中反思队员第一次表达意见之前做自我介绍。同时来访者可以选择是否要一份反思团队成员的名单——包含他们的工作地点等详细信息。

在第二部分，咨询师与来访者和反思团队交换位置——现在他们开始做反思团队成员之间的对话的旁观者。这个时候，反思团队的成员开始反思他们对第一部分对话的感受，可以积极交流意见。这就是第二部分的内容。有时候可能会有人感到这样交流比较困难，希望能够直接和咨询师或者来访者进行对话，直接告诉他们自己的感受，可是现在他们都在旁观者的角色上——通常来说在来访者在场的情况下，反思团队成员之间进行对话往往会打破绝大多数的咨询原则。但是很快这些反思团队的成员就进入状态了，能够比较放松、比较积极地作为第三者进行相互对话。只要他们有机会听到当事人和咨询师对话中有类似"这种当着自己的面能够比较尊重自己地讨论自己的生活可以给自己带来一些好处"这样的反馈，他们就会比较坦然地进行交流。

咨询的下一步，再来一个大换位。咨询师咨询来访者，询问他在第一阶段和第二阶段中的感受。反思团队的成员再一次成为旁观者。这就是第三部分的咨询。

咨询的第四部分是咨询师、来访者和团队成员一起汇报咨询的过程，一起解构咨询本身。

下面我们就对咨询的第二部分到第四部分做一些详细介绍。笔者假设读者对前面的一些基本的咨询概念已经有所了解，所以第一部分不多介绍。

第二次谈话的四种反应：

1. 参与

反思团队的队员们进行自我介绍，解释为什么自己要来，简单介绍他们的身份（比如工作单位、研究课题、研究兴趣等），这样对来访者来说他们不是匿名的。自我介绍的时候最好不要一个一个地轮流进行，最好在咨询开始之前完成这个工作，否则来访者可能没有办法记住这么多信息。如果提前完成介绍，来访者就可以对上号，在咨询中就可以把成员的反应和他们的兴趣及身份联系起来。

反思团队的成员要保证自己基本了解了每一个来访者的情况。可以从几个方面来进行检验：（1）知道来访者为什么来做咨询；（2）知道来访者对他们所处的境况有什么体验。除了成员要对来访者有基本的了解之外，来访者还要了解反思团队成员的这种理解。他们可以就此在后面的咨询中向反思团队的成员进行反馈。

2. 猜谜

反思团队的成员对在第一次咨询中来访者确认的进步做反应，对他们希望出现的发展进行反应——那些有闪光点的片段、特例、独特成果（unique outcome）或者在第一次咨询中发现的矛盾。同时反思团队的成员也可以讨论他们认为可能在以后的发展中成为积极因素的体验，但是在这种情况

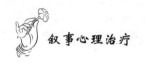

下一定要小心，要把自己的表达限定在假定的范围之内，除非来访者进行肯定或者反驳。

反思团队对这种进步的反应就像猜谜语一样，只能作为一个外在的旁观者对它保持一种强烈的好奇心，只有来访者才真正知道答案。在做这些反应的时候，反思团队的成员可以表达他们对来访者解释自己生活之谜能力的信任，尽管他们不能立刻揭示，需要感兴趣的人们的合作。这些希望出现的进步可以开启来访者生活的新颖故事的大门。

这种猜谜的态度可以激发反思成员的好奇心，同时也可以激发来访者的想象力，可以使他们联想起过去的生活中被忽略的重要体验和经历。

3. 另外的胜景（Alternative Landscapes）

那些期待中的发展可以引发反思团队成员浓厚的兴趣，可以看作是来访者生活的新颖故事的起点。这些新颖故事可以让来访者产生对存在方式和世界观的新的认识。为了帮助来访者在这条开启新生活的路上走得更远，让他们发觉他们面前可以改写自己生活的更多的可能性，在这个阶段反思团队成员要就"行动之境"和"意识之境"进行一些观点的交换。前面我们已经提出了很多如何提问的内容，在这里我们就不展开讨论了。但是在这里可以提供几个例子，读者可以从中对实践过程有比较直观的认识。

队员 A：西蒙开始一步一步地挑战过去的一些比较顽固的习惯，我觉得这一点特别明显。在座的诸位对这一点感不感兴趣？——我很想多讨论一下这一点。

队员 B：我也觉得这是一些非常重要的步骤。我在思考的问题是究竟西蒙是怎么开始这么做的，因为我觉得这些做法的出现不是无缘无故的。大家有没有看到什么线索？

队员 C：可能，在前面我听安说到西蒙的锻炼时间开始多一点了，可能这是他开始为这些步骤做准备的表现吧。

队员 D：是的，我对安今天把这一点提出来很感兴趣。这一点好像对西蒙来说比较重要，我觉得安的做法对这种进步是一个贡献。

队员 B：你们觉得这些发展反映了西蒙希望如何改变生活？你们觉得他们怎么说这种母子关系？

队员 A：可能西蒙希望生活中多一些选择，可能他想多照顾一下自己的生活，可能他希望自己的生活路线可以多些。

队员 B：什么是母子关系？

队员 D：这个问题非常好，安和西蒙正在听我们的对话，我不知道他们对这个问题怎么看？我猜测他们可能会讲一些他们过去的故事，可以清楚地描述什么是母子关系。

队员 C：我对这些特点是什么有一些想法。

在这个例子中，反思成员首先相互交流关于行动的一些问题，然后他们就行动的意识参考进行交流。后面还会陆

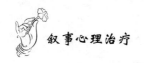
续提到一些。所有这些有一个共同的目的，就是帮助安和西蒙，让他们可以找到更多的可能性，丰富他们生活中的特例，然后加强这些经历在生活中的地位。

在整个第二次交谈中，坐在单向玻璃后面的来访者对他们的特例经验越来越感兴趣。他们思考这些问题的答案，在这个过程中对自己关于自己和那些被忽视的生活事件之间的不同关系的想法越来越清晰，对这些特例所意味着的新生活的认识也越来越清晰。

读者可能已经注意到，反思团队的成员之间相互积极交谈——并不是"指出积极的要点"，这个过程可不是行为主义的产物——它绝对不是正强化的概念。

如果反思团队按照正强化的概念来进行，那么很快就会陷入一种和来访者生活隔离的状态，就会误导来访者，让他们感到非常迷惑。并且，在那种情况下，反思团队的成员会感到脱离来访者的现实。人们很容易就会感觉得到反思团队的成员不真诚，只不过是在愚弄人。除了以上这些危险之外，反思团队的成员还会感到非常疲惫。他们可能经常会发现自己的反思实际上是在胡编乱造，相互之间扯皮。怀特说虽然这么说好像有点耸人听闻，实际上有时候真的存在这种危险性：

队员E：这个进步给我留下了非常深的印象。

队员F：是的，我也感到了。但是你不觉得另外还有一个进步也非常重要吗？

队员 G：就是，我知道这个进步非常重要，不过我看到还有一点特别重要。

队员 H：是的，我完全同意，祝贺他们。我得说一句，我看到他们说到一起去了的时候感觉非常震惊。真的非常震惊。

队员 I：哎呀，我也是。嗯……（为了奉承，寻找更夸张的词汇，比如说"高兴得翻了天"等。）

如果反思团队的成员之间有机会进行真正的交流，能够对叙事隐喻有些基本的了解，就会避免出现前面这些与来访者的生活毫不相干的评论，他们的工作可能会在主题上集中一点。

很多时候咨询师会觉得反思团队成员之间进行相互咨询是一个比较新鲜的概念，他们可能在反思性反应的过程中比较难以维持这种感觉。处理这种困难的时候可以让一个成员监督，或者不时地提醒一下，比如说："我觉得我们好像跑题了。我们本来要进行几个咨询。"

在整个反思团队的互动过程中，反思团队的成员要注意避免表达一些非常确定的意思，应该运用一些不太有把握的语气，比如"好像是""可能""或许"等这样的词汇。通过这种方式，队员可以避免去建构确定性。

4. 解构

在治疗情境中总是存在一些权力分配不均衡的情况，无论咨询师采取什么样的措施都很难避免这种不平等。在团队的情景中这种不平等可能形成压制性和客体化作用。鉴于

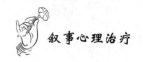

此，采取一些措施来减少这种权力不均衡的负面作用，减少它的有害性就非常重要。其中，反思团队的成员相互之间解构个人的反应是一种不错的方法。可以让反思团队的成员把自己的反应放到自身上来看，结合自己的人生经历、兴趣、目的、想象力等，看看自己会有何感想。如果反思团队的成员能够负责任地对待他们的评论，至少可以避免让那些本来虚空的语言行动以真理的形式出现。

这种对反思队员的评论的解构通常在反思团队反应活动的最后进行。通常不需要对所有成员的反应都进行解构，因为只要对其中的某几个反应进行解构，来访者就能意识到反思团队的反应所依据的也是个人的生活经历，而不是更接近客观真理。有时候反思团队解构一些反应会对咨询产生积极的效果，比如有的反应和来访者共情程度过高，或者有的反应特别容易被理解为咨询师的建议或者评价。

例一：

队员 J：我发现这个讨论真有意思，我记得一开始的时候问了一个问题，你问这对夫妻是怎么达成共识的。一开始是什么东西让你对这一点感兴趣的？

队员 K：我说过，我知道刚才这对夫妻之间就离着某个点不远，比如说是点 A。现在呢，我觉得他们尽管还没有达到他们期望的地方，但是肯定已经不在 A 点了，比如说他们已经到了 D 点，那么我就想知道 C 点和 B 点在哪里。

队员 J：是的，可是为什么在他们听着的情况下说出这一点呢？你觉得你的评论对他们可能会产生什么效果？

队员 K：我在想，当人们对自己所采取的每一步行动不太清楚的时候，要翻出一页来看看未来的情况恐怕比较困难。所以我觉得如果他们对这些步骤更清楚的话，他们可以反过来看这些步骤，然后他们对自己所走的路会更清楚，这可以帮他们更清楚地认识到自己走到了哪里，知道他们下一步应该往哪里走。

例二：

队员 L：我想问问你为什么觉得这个进步非常重要？

队员 M：对我来说这个太明显了，别人也会觉得非常重要。

队员 L：是的，我同意它很重要。可是整个团队中为什么你能够第一个指出这一点非常重要？是因为他们的个人生活经历呢，还是因为别的？

队员 M：我不知道自己当时有没有思考这一点。但是我们现在谈话，我意识到好像我和他的年龄差不多的时候也曾经有过类似的经历。好像我们都会有这种经历，至于为什么我不大清楚。我注意到我的母亲当时为了解决问题所做的努力，不过我现在觉得可能母亲的方案也有父亲的心血。所以我在这次咨询之前就问了他几个问题，了解我当时没有的一些体验。

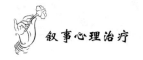

例三：

　　队员 N：你对亚历山大在处理和女儿的关系方面反应特别积极。我想了解在你的评论中有什么感受。

　　队员 O：你的问题我还真没有注意到。我想等会儿仔细思考一下，可能快结束的时候我们可以反过头来处理一下这个问题，我也可以有多一些时间考虑。

　　队员 N：好的，可以。

　　队员 N：（过了一会儿）我们的时间快到了，我想知道你对刚才那个问题的思考有什么结果没有？

　　队员 O：有结果。很多年以前，我的女儿和他的女儿差不多大的时候，我对她的担心和这个人是差不多的。我当时总是觉得自己做得很不够，总是让她失望。注意到她的种种努力，注意到她也是单亲家庭，我也能够理解我自己当时什么都想做好的心态，所有的努力都倾注到这一点上了。所以这次咨询对我来说也非常重要。

　　如果成员们能够这样负责任地解构其他队员的评论和问题，就能达到避免把来访者客体化或边缘化的目的。同时，队员如果能够做到真诚透明，他们的兴趣和好奇都非常真诚，那么来访者就不会把他们看成是高高在上的专家了。同样，反思团队的成员也不用担心自己的观点会被来访者盲从，这样整个咨询的气氛就会比较开放。

　　为了把自己的评论、好奇心和自己的生活经历相结合，队员们应该小心不要仅仅表达自己的体验，注意不要用自己的经验进行说教（这不是一种好奇的态度之下应该出现的情况）。

在这里，和别人分享自己的个人经历可不能太过火。绝对不是什么都要说，反思成员不能对来访者表达他们自己所有的苦恼和困境。分享个人经历的目的绝对不是像考试作弊一样，说："来，抄我的"。不能让来访者产生一种反思成员在接受治疗的感觉，必须尊重这种合同契约关系。

成员们在第二次咨询之前不能会面，不能互相商量自己的评论和问题。因为他们的互动在第二次咨询中有个形成的过程，所以他们可能要讨论他们自己都没有想到的东西。有时候，成员们会发现自己在讨论已经忘记的体验或者基本上忘记的体验，这在他们的生活中也是空白。有时候成员们可能发现自己在说话的同时就是从不同的角度来看自己的生活，从完全不同的角度来欣赏自己的生活。有时候成员们会清晰地体验到自己生活中的新颖故事，对自己的行动有很大的启发。无论是哪种情况，反思团队的工作对其成员的生活都有塑造的作用。在这个工作中他们能够体会到自己生活的改变。可能从某些方面来讲，他们和参加这次谈话之前有些不一样了。不用说，成员们不应该觉得这种反思团队的工作很疲乏，他们会感到非常畅快。

第三次咨询：

在会谈的第三部分，大家的位置再次交换：来访者说，反思成员听。首先讨论的重点是来访者对第二部分的对话有什么感受，然后问他对第一部分对话有什么感受。这时候咨询师也可以和来访者分享自己对反思团队的评论的理解，可

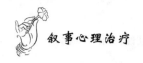

以告诉来访者自己在下一次咨询中会对什么内容感兴趣，看来访者有什么反应。

可以让来访者对那些评论和问题进行反馈，看看他们对哪些内容印象特别深刻，或者哪些内容他们觉得特别有帮助，把这些内容和那些印象不怎么深刻、没有什么帮助的内容区分开来。然后可以就这些重要的内容对他们进行咨询，因为来访者和当事人都不可能预测哪些内容会对来访者来说比较重要，所以整个咨询过程有一种自为性。

在这个阶段，咨询师也可以问一些将来怎么行动的问题，可以探讨下一步可能采取的行动。比如，来访者可能会觉得某个反思成员的某些话特别重要，因为他的观点比较容易实现。然后咨询师就可以紧接着问来访者打算如何实现，这一点对他来咨询的问题有什么帮助，有什么措施可以保证这种实现的可能性在下一个星期不会消失。

第四次咨询：

在会谈的第四部分，所有的人要坐到一起，包括咨询师、来访者和反思成员。在这个阶段，咨询的核心内容是咨询过程和对咨询过程的解构。通常（也不一定非要如此），在开始的时候反思团队的成员可以先询问咨询师他们各自的参与有什么特点，比如可以问反思成员为什么问这个问题而不提别的问题？当时的问题是怎么回答的？可能会希望问别的什么问题？反思成员在咨询的某个时刻在想什么？对自身的反应有什么影响？在咨询中的某种反应的目的是什么？个人的经历对咨询中的反应有什么决定作用？等等。

　　然后咨询师可以问反思团队成员的感受，他们觉得哪些内容本来应该在咨询中深入探讨，他们觉得按照什么方向来提问会更有好处，他们觉得下一次咨询应该以什么内容作为重点，他们觉得可能会有什么效果，等等。咨询师也可以问成员们一些有关他们的反思的问题。

　　随着咨询的进行，成员们之间也可以就这些问题进行对话，来访者也可以加入进来。由于我们的文化对治疗的理解，以及心理治疗中权利的不对等性，来访者往往开始时不容易加入进来，但是经过几次之后就可以了。他们可能还会在几次接触之后变得比较积极。

　　咨询师和反思团队也可以邀请来访者表达对特定评论和问题或者三次咨询过程中的任何事件的看法。咨询师和反思成员应该注意不要问得太多，不要对相互之间的参与做评价。还有一点非常重要，就是不要把第四次咨询变成家庭成员之间的咨询，否则就达不到解构咨询本身的目的。

　　第四部分会谈和其他部分一起给来访者提供一个"从幕后走出来，参与表演"的机会。从而使他们可以了解咨询是怎么回事。为了达到这个目的，咨询师和反思成员之间的互动要保证符合透明的原则（参阅怀特，1991）。同时，必须注意充分区分这个互动的原则和第二部分对话中的那些反思团队的反应原则。如果反思成员在第四部分的会谈进一步做重新编排生活故事的反思，那么就不可能符合这个原则。透明的原则要求做一个重新定向，有时候反思成员会发现这是一个非常难以逾越的阶段。为解决这个难题，通常可以让一

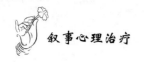
个成员做监督，从而可以在必要的时候提醒反思成员当下要处理的任务。

在第四部分对话结束的时候，可以邀请来访者做最后总结，告诉咨询师和反思成员整个咨询过程中哪些东西特别让他有兴趣，哪些提问的线索最有效，对那些来访者希望在下一次咨询中处理的可能性进行反思。

无论来访者对第四部分咨询做何种反馈，对整个咨询都是有好处的。他们积极参与了这种透明的互动。很多人发现这一点的治疗作用非常明显。这一点和主流的观点不太符合，我们通常认为如果来访者知道我们是怎么做咨询的，那么咨询就达不到理想的效果了。怀特发现，事实上这种透明做得越好对来访者来说就越有帮助。

有关的评估研究

很长时间以前，怀特对这种反思团队做了一个非正式的评估。他用的方法和大卫·艾普斯顿评价治疗性档案的方法类似。问题是："要有多少次成功的治疗，一个良好的反思团队才能形成？"结果非常理想，回答为平均 4.7 次。接近艾普斯顿关于治疗性档案的数据——4.5 次。这次非正式的评价之后，反思团队的工作模式又有了很多新的发展。

怀特后来对反思团队的结构做过几次调整，比如在前三部分咨询中反思团队成员和来访者相互之间只做旁听，不进行直接讨论。他也曾经尝试让所有的人进行无结构的咨询。

两种情况都参加过的人往往比较倾向于有结构的咨询。下面是他们的一些反馈：

（1）如果在反思团队中进行无结构的讨论，就可能失去站在自己的生活之外从另外一种角度看自己的机会。

（2）我发现做自己生活的观众，旁听反思团队成员的对话感觉很好；而从自己生活中的角色出发，直接和成员们交谈，就要差一点。

（3）在第二个部分我和反思团队成员互动的时候，我觉得很不一样。好像不是很有力量感。我觉得总是要忙于倾听他们的话。

（4）轮到我听他们说话的时候，我觉得我好像是身处别的什么地方，好像和问题已经分开了。我看到我能够和问题相分离。但是我直接和成员们交谈的时候就不行。不是说我不想和他们对话，只是听他们说话时感觉更好一些。

（5）听到别人很尊重地讨论我的生活，真的让我感到自己很有力量。

上面讨论了叙事治疗中的反思团队，没有和其他的背景中的反思团队进行比较。这里所讨论的反思团队可以让人产生一种深深地被尊重和被接纳的感觉，可以给人提供一些和过去的生活故事决裂的机会。而且，很明显这种反思团队可以在重新编排自己的生活故事方面，以及在采取行动的选择上提供达到质的飞跃的可能性。

怀特相信反思团队的思想和实践可以有如下作用：（1）检视生活中权力的不平衡，以及这种不均衡的坏处；（2）帮

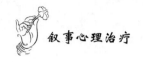

助咨询师摆脱病理学话语的束缚，摆脱形式分析对人的对象化作用和边缘化作用；（3）挑战专家知识的话语霸权；（4）赋予新颖故事发言权；（5）提供一些机会来关注治疗情景中存在的复制主流文化中的意识形态的有害倾向。当然目前的反思团队发展还很不够，需要进一步探索。

这里对反思团队提供的治疗作用的呈现还远远不够完善，比如第四次咨询对心理治疗本身具有解构作用，咨询师、反思团队成员和来访者一起坐下来对前三次咨询的录像片段进行分析。非心理治疗人员也可以参加反思团队，也就是说家庭成员、其他亲属、朋友或者熟人、同龄人等都可以参加。并且在很多情景中都可以运用这种工作方式，比如在学校里面，在工厂或者各种各样的集会中等。在独立工作的时候也可以创造反思团队。

八　叙事艺术治疗

艺术至少可以有两种：一种是创作性的，一种是表达性的。创作性的艺术是艺术家的工作。他们经过系统的训练，熟悉了如何通过可以被社会接受的方式传达自己的体验和理解。艺术家的训练是工具性的、有限的——艺术家需要接受必要的训练，但是仅仅通过训练不可能产生艺术家。因为任何伟大的作品都是灵感的闪现，而灵感无论如何不可能仅仅是训练的结果。训练非常重要，因为它可以帮助人们学会如何把握住转瞬即逝的灵感，同时还可以帮助人们学会如何以一种公认的、恰当的方式表达出来。从而有训练的欣赏者可以从中获益。从专业的角度来看，艺术是一种产业，一种社会交换的途径。

表达性艺术则指普通人感到需要运用艺术方式的时候，选择运用绘画、木偶，甚至舞蹈来表达自己。在叙事治疗中，可以通过这些表达性艺术达到外化问题的目的。也就是说外化可以通过表达性艺术来实现。

通过外化问题，很多儿童就可以开始滔滔不绝地讲话。但是我们知道孩子们更喜欢语言表达之外的表达方式，他们可能对坐在那里说话不怎么感兴趣。他们可能比较喜欢活动的方式，即便语言表达能力很强的孩子也是如此，他们比较喜欢动，比如画画、木偶。如果不给他们提供语言之外的表达方式，可能很多小孩子的声音会被排除在家庭治疗的对话之外。我国心理学家张嘉珍曾经讲过这样一个故事：有一个小孩被诊断为自闭症，据他的妈妈说孩子三年了都不肯和任何人说话，孩子被送到张老师的作文讲习班之后也不肯说话，于是张老师给了孩子一张纸和一些彩笔，然后就不再理他了。过了一段时间之后，张老师看到孩子画了一只小狗，长了六条腿，每条腿上都穿了溜冰鞋。张老师问孩子小狗为什么长了六条腿？于是孩子开始滔滔不绝地讲述六条腿的小狗穿溜冰鞋的故事。两个人聊天聊了好久，非常高兴，着实让孩子的妈妈吃了一惊！孩子的自闭症竟然那么容易被治愈了！

在使用叙事治疗的过程中，在有些情况下可以考虑灵活

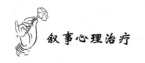

运用表达性艺术治疗。迪安·劳布韦茨、大卫·艾普斯顿和简尼弗·弗里曼建议对于下面这些情况，可以考虑使用游戏治疗或者表达性艺术治疗：

（1）当小孩不太说话的时候。有时候或许是因为害羞，或者母语是别的国家的语言，或者有语言障碍，或者只是因为年龄太小了，不太会说话。

（2）当小孩特别倾向于使用其他表达方式的时候。有的小孩子特别喜欢使用画画、沙盘或者舞蹈等表达方式，他们可能是视觉能力或者肌肉能力比较强。

（3）当小孩语言表达有障碍的时候。有的孩子可能曾经受过语言表达的限制，比如在受虐待的时候曾经受到威胁，或者孩子对"话疗"不感兴趣。

（4）当来访家庭的文化背景和咨询师差别很大的时候。当家庭的特征和文化表达与咨询师差别很大，或者父母希望孩子选择更恰当的表达方式的时候可以考虑运用艺术表达。

心理治疗情境中文化的因素通常非常重要。父母对子女的教养方式有时候可以反映某种文化的侧面。有时候孩子的父母可能特别传统，要求孩子对所有的权威都要顺从，包括对咨询师在内。比如：杜绝过多的目光接触，回答的语言要简练礼貌。这个时候咨询师就可以考虑什么样的表达方式更有助于了解他们，有助于观察他们，同时还不会伤害他们。我们可以称赞孩子懂礼貌，同时问父母可不可以让孩子通过画画或者日记进行交流。

如果一个孩子遇到了情感上的问题，通常他们很难用语言来表达，但是他们往往可以通过面部表情和身体动作来表达。如果一个孩子遇到这样的问题，我们难道非得保持运用语言表达的方式吗？

关于问题的信息在进入清晰的意识之前，可能在身体的层面已经可以清晰地觉察到。因此就需要有些方法可以把这些体验聚焦。有时候可以称为"身体对话"（Freeman & Lobovits，1993，第 198 页）。在前面所说的这些情况下，非语言的交流可以在接受孩子的同时提供一种可取的交流方式。

很多时候婴儿在一起的学习和交流根本不需要通过词语。Mills 和 Crowley（1986，第 92 页）说："尽管这个阶段孩子们还不会说话，但是他们之间可以就情感、事件和需要进行很多交流。"孩子们逐渐学会使用语言之后，越来越多的感官刺激都被大脑以叙事的方式进行组织。

如果我们思考一下知觉的复杂性和我们理解世界的复杂性，就可能会得到一些对心理工作的启示。如果我们对一个人的生活的理解限定在语言所呈现的故事中，忽视一个人身心整体的功能，那么我们可能会陷入笛卡尔哲学的二元论。语言描述不可能完全再现一个人生活中的体验，包括一些象征性的视觉过程、感觉、情感和情绪。表达性的艺术治疗直接通过听觉、视觉和肌肉感觉以及情绪来进行治疗。当我们注意一些非语言的线索，然后帮助孩子通过各种艺术形式唤起各种不同的感觉，将语言难以表达的东西表达出来，随后会出现一些新的体验，这些体验既有审美的效果又有提高和孩子们交谈的效果的作用。

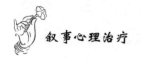

在运用各种艺术表达形式的时候，可以请来访者的整个家庭一起讲述他们在艺术中所表达的故事。艺术的形式可以有很多种，比如画画、玩卡通、写诗歌或者写日记、雕刻、有指导的幻想、画地图、沙盘游戏、玩木偶戏、演小品或者心理剧、活动、模仿秀或者做面具等。

在叙事治疗中运用表达性艺术并不要求咨询师必须是艺术家或者接受过特殊的训练。有很多可以直接扩大表达范围的方式，比如很多情况下可以让孩子通过画画把问题表达出来，或者把可以解决问题的想法表达出来。也可以通过卡通图片表达出来。在表达性艺术治疗和游戏治疗中，我们根本不需要成为专家，因为孩子们已经是专家了。你只要让他们玩，治疗就可以有很大的进步。我们成人只需要跟在孩子们后面，把那些在孩子们玩的过程中出现的意义搜集起来就可以了。

表达性艺术治疗和叙事治疗有很多相通之处。尽管表达性艺术治疗和游戏治疗背后的理论也有很多，但是把问题以艺术的形式"表达"出来，终究是一种外化的做法。画画、雕塑和表演过程本身就自然会让人发自肺腑地产生一种问题和自己分离的感觉。问题不在自己身上，而是可以拿出来反思的。从这个意义上说，表达活动本身就非常有好处——孩子以一种象征的但是可以深切感受到的方式把外化了的问题"表达"出来，这本身就是一种解脱。通过这种表达，他们就可以"看"到问题，可以比较容易地思考问题。只要让孩子们自己玩，他们就会不断地、反复地讲述一些故事，通常好像是漫不经心的，比如玩木偶之类的，而不是直接谈他们的事。

在很多表达性艺术治疗中，很多在理论上被看作是自我的"一部分"的问题被当事人象征性地创造出来和表达出来。比如，一个人人格中的"批评"被拟人化，然后被画出来，然后渐渐和那个人可以建立起一种比较融洽的关系（McMurray，1988）。我们发现在表达性艺术治疗中，艺术地表达一个问题之后也可以达到在叙事治疗中的外化的效果。

无论是在表达性艺术治疗中还是在叙事治疗中，来访者所接受的都不是客观的观察、诊断与分析，而是要主动赋予表达以意义（Weller，1993）。治疗师采取的是一种好奇的姿态，他们还帮助来访者扩展他们自己比较喜欢的意义，而不是在艺术创作上给来访者提什么建议。

叙事治疗师对"新意义的执行"非常感兴趣（布鲁纳，1986；怀特、艾普斯顿，1990），这就会导致合作替代故事的出现。在表达性艺术治疗中这个思想具有新的含义。一个新的意义或者新的故事的"执行"，包括其他的表达方式可以达到固定化新的体验的作用。仅仅看到一个不同的景象就可以给新意义的表达和执行增加一种视觉的维度。比如一个孩子可能把自己画成问题，然后希望看看自己，然后再把自己希望看到的自己画出来。

通常艺术表达本身就让人产生一种有回报的感觉，觉得有治疗的效果。在表达性艺术治疗的过程中，真正重要的是

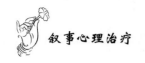

创作过程的价值，而不是艺术品的价值，在技术上看来访者的作品到底有多大价值并不重要。当表达性艺术运用到针对孩子的合作叙事治疗中时，我们让孩子可以有另外一种表达方式，尽量尊重他们似乎无足轻重的意义，尽量让我们的想象力可以和孩子们融合，而不是要去运用故事来分析或者评价他们的作品。

多元或者互元表达性艺术治疗允许人自由选择多种表达媒介，完全根据他们的兴趣和直觉来进行（Knill，Barba & Fuchs，1995；Robbins，1994；罗杰斯，1993）。当各种感官都被运用起来，更明显的效果就会出现，从而可以达到令人满意的治疗效果。一元模式（This-model）的表达性艺术治疗可以应用在叙事治疗情境中。可以通过写一首诗歌或者写一篇短文反思一个沙盘的情境。它的意义还可以进一步通过活动扩展，比如通过油画或者雕塑。

孩子们特别喜欢通过戏剧或者木偶戏来表演自己和问题的关系的新故事。我们可以设想一种执行意义的方式：一个关于一个孩子和他的家庭更希望出现的生活故事的"电视纪录片"，包括访谈、证书、诗歌和意义丰富的图像、绘画和沙盘。

在叙事心理治疗中运用艺术表达，并非只是儿童治疗的专利。青少年、成年人等各种人群都可以用。叙事心理治疗关注人的表达，但绝对不是限定在语言表达这一种方式上。讲述一个故事并非只有口头或者书面的语言可以实现。一幅画、一首歌、一段舞蹈、一件泥塑、一幅拼图等，只要来访者愿意，都可以成为表达和建构生活叙事的媒介。因为从诠释的角度来看，所有体验都离不开诠释，离不开语言的建构作用，所以人类所有的行为从整体上都可以看成文本，或者人的存在在诠释学的意义上就是语言的存在。这种理解可以在从叙事的角度理解人类的行为时提供很大的帮助，甚至它的更深层的假设体现了整个西方文化的精神，但是把语言作为存在的家园似乎在处理幼稚实在论的问题上有些矫枉过正。来访者的故事在咨询情境中展开，同时它们的意义也相应地进入咨访双方的视野。对这些故事意义的价值评判引导着故事进一步发展的方向。来访者的生活在故事的重构和展开中发生转变。在这个看似平淡的过程中是否存在"语言动作"（languange act）之外的力量，在默然地比较语言和人的存在之间的距离，令来访者和咨询师都不知不觉地对咨访关系的方向施加着影响？或者说叙事心理治疗除了"语言动作"之外还有没有别的潜能？这些问题都与对语言和存在之间的关系的理解密不可分，因此有必要对叙事心理治疗中关于语言的问题进一步做简要深入的探讨。

叙事诗歌治疗

这里所要探讨的内容主要是治疗性交谈中语言的诗性维度。讨论语言的诗性，主要是希望提醒人们注意语言的重要价值。主要讲述三个方面：当我们讨论语言的诗性，首先我们说的是语言的感染力，语言让我们感动，吸引我们的心

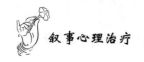

灵，激发我们的情绪。有时候正是那些只言片语让我们透过常识的流弊，进入新的生活境界。第二，当讨论语言的诗性时，我们便进入了语言的想象界，展开想象的翅膀，拓展生活的空间。语言的诗性可以引领人们走出平凡的生活，进入希望和奇迹的空间。最后，当我们讨论语言的诗性时，便会产生一种美的体验——沉浸于语言的对称、和谐和丰富的色彩。只有在语言的诗性层面我们才能超越日常交流的闲谈，得到一种升华的感觉。

要了解语言的诗性层面的三个重点：催化作用、想象作用和美感，我们将进一步讨论其核心问题。如果心理咨询是对意义的探讨，我们如何触及语言的诗性层面呢？难道我们通常不是希望治疗体验可以改变当事人通常的思维和行为方式，打开他们的想象空间，让他们能够和别人更和谐地生活在一起吗？诗性隐喻如何可以将治疗过程中那些通常不为人知的方面明朗化？作为咨询师或者一个普通人，语言的诗性层面对我们和别人的交流有什么意义呢？

要回答这些问题，我们得首先讨论一下通常对诗的理解。笔者认为作为咨询师，如果我们对诗的理解能够换一个角度，探索一下对诗的新的理解会有好处。有了对诗的新的理解，我们就可以在治疗实践中实现语言的诗性层面。

如果您站在叙事研究的前沿，那么您已经了解了批判理论家、后现代主义者和后结构主义者对形式主义和结构主义叙事分析的批判。在批判主义者看来这种分析缺乏政治和经济背景。在后现代主义者看来它们过于本质主义。作为一个后结构主义者，"德里达的这些分析无非是哲学式的小说"。对"本质的实在"或者"根源"或者"真理"的追求是徒劳无功的，因为（Pinkus，1996）：

> ……语言本身包含了对自己的批判，解构主义批判旨在揭示任何文本本身不可避免的否定自身，允许读者通过一种语意"任演（freeplay）"活动从文本中创造出自己的意义。（Derrida，1978；收入 Lodge，1988，第108页）

后现代语境中的诗

我们对诗的界定可以有多种，不同的界定对心理治疗所能提供的资源各不相同。一般来说，对诗的传统的理解来自19世纪的浪漫主义和20世纪的现代主义。在目前的做法中所需要的却是后现代主义和社会建构主义对诗的理解。那些传统的理解可以称为个人主义的、机械主义的和修辞主义的。

个人主义假定诗是诗人心灵的流露（他们的情感、智慧、精神、灵魂等）。我们的理解则是"文章本天成，妙手偶得之"。个人主义思想认为诗人特殊的敏感性、敏锐的知觉或充满感情的想象力使得他们可以创造出诗作。简而言之，诗人是诗歌产生的源泉。试想一下这种理解对咨访关系的暗示。特别是将治疗师看作另外一类人，他们拥有高人一等的遣词能力，可以让语言动人、让人遐想，或者让人体验到美。是治疗师的深刻、慈悲和敏感创造了治疗中诗的氛

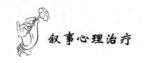

围。相对地，当事人则成了呆板的、被动的听众。他或者她可以鼓掌，可以感动，可以欣赏或者感到敬畏。但是将治疗师视为诗人的做法在本质上是接受一种专制，是当事人居于弱势地位的咨访关系。

当我们看到个人主义者将作为诗人的治疗师视为独立的演员，视为灵感之泉，与他身旁的众人不同，摆脱了众人的约束甚至高于众人的时候，问题就更严重了。诗人以他或她自己的创造性的话语，讲述他们独自的幻想。相应地，当事人应该认同、模仿，通过将这种高昂的诗内化来获得力量。如此一来，治疗开始青睐一个孤立的、自足的、狂妄自大的个人世界。

有一种来自后现代主义和建构主义对话的理解正在兴起，这种理解与上面这种理解不同。正如当代文论——从巴尔特到德里达——已经阐明的那样，作者根本不可能是独立的原初的资源。诗之所以为诗，是因为它存在于诗作的传统中。它通过比照和对这种传统的内在参考而获得可读性。诗人永远不可能摆脱人际关系，相反他或者她的存在正是因为参与了人际关系。

可读性的这种对关系的依赖同时也是社会建构主义理论的特点之一。对建构主义者来说，语言只有在交流中才有意义。完全独立的一个人是没有表达能力的，一个人自己的语言对别人来说是没有意义的。在这个背景中，治疗师的活动必须被视为深深地基于一个传统，一个提供了各种资源、使得进入心理咨询可以理解的传统。作为这种传统的结果，治疗师的语言并非高人一等；他们的语言之所以有意义是因为当事人愿意参与这种对话。同时我们开始看到不将当事人与别人（披着"自足"的外衣的人）隔离，而是将他们视为积极地参与意义建构的过程的价值。

接着我们来思考当今对诗的机械主义理解。诗人的作品对读者有作用。好的诗作可以打动读者，使他们从不同的角度观察和思考问题，或者阐明他们本来不知道的深刻道理。实际上诗在一个因果的机械系统中运作。实质上这种论调产生了机械主义的医学模式，进而导致了心理治疗机构的产生。在这里，咨询师就是医生，他们对当事人进行治疗然后让他们痊愈。也就是作为诗人的治疗师对当事人施加影响，造成他们的改变。然而，近年来我们已经注意到这种机械主义倾向的问题。不仅当事人的知识往往被怀疑（不够专业），而且治疗师成了操控人的战略家，将"研究对象"（当事人）客体化，拿他们做实验。更糟糕的是治疗师认为是"好"的东西，很少被过问，把中性的专家语言"疗效"神秘化了。在专家的手中，孩子强烈的好奇心可以被"诗意地"说成注意不足症（Attention Deficit Disorder），没有人质疑这种说法。

同样地，在诗的领域，后现代文论对诗和文学的机械主义观点打开了新的前景。尤其是文学理论家让我们注意"积极的读者"或者"诠释的社会"在决定一个作品的意义中的作用。不仅是文学作品对读者产生影响，而且读者对如何理解作品也会产生积极影响。作为"读者反应理论"，后结构主义的理论论述了对特定的文学作品或者诗作的理解可以

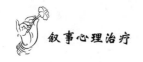

有多种，这取决于读者的兴趣、价值、意识形态等。不存在"纯粹的诗"。这也是许多建构主义对话的重要课题。对建构主义者来说，意义不是个别心灵的财产，并且可以通过词语有效地或者无效地被交流。意义总是产生于交流中，产生于人与人之间双方的协调中。

最后，我们还有一种对诗的修辞主义的理解。亦即从Longinus 至今，我们一直认为诗的效果来自词的排列。特定的词语和成语——与别的相比——有创造美感、情绪、痛苦、幽默等的力量。实际上，诗人就是一个修辞家，他高于读者的力量来自语言功底。然而，如果我们将这种修辞家的隐喻推广到咨询情境中，我们仍然有必要进行反驳。在这种隐喻下，治疗师还是通过语言获得影响当事人的权力。当事人只是治疗师通过修辞能力进行转变的一个对象。大多数的案例研究实际上就是一种修辞分析，特别重视治疗师如何通过调整自己的说话方式获得理想的效果。我们很少看到当事人的话如何起作用，这使得治疗师的贡献得以成为可能。实际上当事人作为修辞者的地位被否认了。

从后现代主义和建构主义者的立场来看，语词本身没有权力，语词的权力来自一种正在进行中的关系。比如"连续的视觉接触"在很多情况下是一个不好的动作："他总是盯着我"，"我觉得被人审视"，"我不知道他到底在想什么"，这都是可能的反应。但是在烛光晚餐上，它却成了浪漫的代名词，"持续的视觉接触"成了"意义重大的关注"，它的力量超过任何的语词。诗就如同视觉接触，它的修辞效果不是来自特定词汇和短语的安排，而是来自它嵌入关系空间的方式。

诗意的叙事治疗

诗意的叙事治疗是一种对话，一种比较特别的对话。在这个对话的过程中，咨访双方所凭借的媒介似乎不仅仅是语言，还有一种意境。甚至可以说这种意境在交流中的比重超过了语言本身。下面我们来看一个诗意的叙事治疗的例子：小红的故事。

小红走进咨询室。十八九岁的样子。清秀而且恬静。个子不高，苗条的身材加上紧蹙的双眉，容易让人想起《红楼梦》中的林妹妹。虽然没有那么美丽，多愁善感的样子却一点也不逊色。

"你可以帮我吗？"她先开口。

"也许吧。"

"哦，我觉得这个地方很清静。"她四下看了看说。（她在融入咨询情境。诗意的叙事心理治疗对环境的要求很高。如果咨询室的布置不当，效果会大大受到影响。）

"嗯。你觉得这是个静心的好地方。"（我在创造一个心理世界，让她从外部环境进入内心环境。）

"是的。我的心本来乱作一团。走进来好像到了一个童话般的世界。我从来没有想到与一个陌生人在一个陌生的地方谈论我的内心世界。"（她的嘴角微微一动。眼睛亮亮的。我没有想到这么快就唤起了她内心的情绪。在诗意的叙事心理治疗中，情绪唤起是一个很重要的过程。情绪唤起可以充分展现想象的魅力，一个人的生活世界是在想象的空间中改

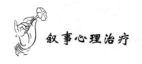

变的。不过这种改变了的想象空间要成为现实的生活空间还要经历一个孵化的过程。在独白式叙事心理治疗和对话式叙事心理治疗中可以运用指向未来的可能性的问题或者运用见证团队和仪式来孵化。）

"在这个童话般的世界里，主人公有什么故事与我分享？"我顺着她的话说。

"是的。有一个故事。一个凄美的爱情故事。关于我的凄美的爱情故事。"她眼睛看着别处。喃喃地说。好像是自言自语。

"嗯。"

"我不漂亮。可是偏偏看上了一个很帅的男生。我们班上的。我从未和任何人说过我的感受，包括那个男生。我非常注意他的一举一动。他坐过的座位，我会凝视很久；他扔掉的纸团，我会拣来收集。可是这一切，他可能都不知道。虽然这样，我还是觉得那段日子是那么的美丽。"她看着窗户，双眸流光，似乎进入了美妙的幻想。

我没有讲话，静静地等着。过了一会儿，她的脸色突然一变。

"可是都过去了……"

"他找了一个女孩，两个人开始谈恋爱了！音乐系的。我刚刚知道。我觉得有种被抛弃的感觉。真让人伤心。"她的眼睛里似乎含着泪水。

"你觉得内心中的他离开了你。很难受。"（我在提醒她，那个"他"是内心中的，而非现实中的。）

"也不能怪他。他又不知道。我没有跟他讲。可是我却把自己推到了困境之中。世界成了灰色的，我又不知道如何才能改变。我觉得一切都没有意义。除了诗。"

"你喜欢诗？"我问道。（虽然她说一切都没有意义，我仍然相信她有很多资源。因为她对世界的描述总是有很大的想象空间。她说"世界是灰色的"，于是就暗示了一个灰色的世界的存在，或者创造了一个世界的存在。她说"没有办法改变"，于是就暗示了这个世界是可以改变的，只不过现在没有找到办法。当她说"除了诗"的时候，我并不感到惊讶。之所以要对这一点做回应，是因为我觉得这可能是个很好的切入点，可以试着在诗里面改变这个世界。但是诗意的叙事心理治疗并非一定要赋诗。）

"是的。我喜欢读，偶尔也写一点。"

"能朗诵一首吗？"（通过诵诗可以启动另外一种语言系统。可以进入一种与平常对话不同的、具有象征化作用的对话。）

"好吧。"于是她开始诵诗。

"那一晚

夜色清幽

伫立村口

任满天的星斗

缭乱我的双眸

只那一颗最亮

为何却要溜走

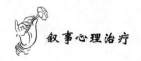

啊——

不能自已

任凭愁绪

满心头。"

她停下来，偶尔看看我，多半还是看着窗。也许她希望听到我的评价，也许不是。也许只是在品味这满心的愁绪。

"我也喜欢诗，可以顺着你的写下去吗？"（我在征求她的共鸣，让她感到我的话在她的想象世界之中。）

"好啊。"

于是我说：

"这如水的愁绪

在我心中的草原上奔流

它所路过的地方

如同陈年的老酒

温润清美

隽永醇厚

它所涌向的地方

如同春日的花园

亮丽丰蒹

鸠鹊唱酬

……"

她目不转睛地看着我，非常认真地听着。不时默诵其中的段落：

"温润清美

隽永醇厚

……

亮丽丰蒁

鸠鹊唱酬

……”

“你写得真好。”她笑道。

“首先是你开的头好。”我也笑着回答。

“还有吗？”她问。

“还有一句，但不是我写的。”

“说说看。”

“冬天来了，春天还会远吗？”

“是啊。冬天来了，春天还会远吗？太好了。”她的嗓音哽咽了。眼睛里的泪花几乎要滚落下来。我知道这不是伤心的泪，而是喜悦的泪。她有点不能自已了。（这是一个关键的时刻，咨询师应把握好时机，和当事人一起回到现实世界中来。）

“春天来了，你准备好了吗？”我说。

“我想，应该差不多了吧。”

“如果你看到那颗最亮的星星……”

“我要去照看我的花园了。”她笑了。她站起身，准备离开：

“谢谢你。”

“不客气。”

咨询结束。历时五十分钟。（她描述对他的感觉部分有

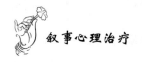

节略。）

　　这次咨询我感觉比较简洁精当，也比较满意。我认为对于语言意境比较丰富的当事人，在她或者他充分表达自己的苦恼之后，一起进入一个诗意的空间，两个人都会改变。在这次咨询中我感到自己更加重视时间的体验。停滞的时间总是苦的，流动的世界才有生命。超越的时间似乎也是凝滞的，但是和停滞的时间可不同，那更是一种美，一种异乎寻常的极乐。

　　我们对诗意叙事心理治疗的分析重在催化性、想象性和美感。但是上文已经提到，如果我们接受对诗的传统理解，接受个人主义、机械主义和修辞主义的理解，从诗的维度进行心理治疗会有很多不良后果。我们会在咨访关系中继续重演自恋、权威、操控和分离的传统。然而，如果我们沿着后现代主义和建构主义的思路赋予诗新的意义，我们可能会以不同的方式发展治疗的诗的维度，获得不同的效果。这样我们将诗的维度置于关系之中，而非置于个人身上，关注交往互动之中的意义和变化。我们转向交谈双方共同决定的意义的可能性，转向特定关系背景中语词和动作的意义。在这里，诗不是你创作的，也不是我创作的，而是在我们共同的动作中成长起来的。我们实现了交流的诗的维度。

　　可是这种说法仍显抽象。我们在治疗中，或者在我们所有的交往中如何实现诗的维度呢？从建构主义的立场试想一下诗的第一个方面，即鼓动的、奇妙的和催化的方面。如果我们在治疗中的快乐、愤怒、忧郁等的感觉都来自关系，那么作为咨询师我们所面对的问题也可以被看作是关系僵化的痕迹。"我糟糕透顶的生活"是双方的某种共识的结果。诗的维度需要一种关系可以动摇现有的僵化，创生新的现实——对本来被"很明显就是糟糕透顶的"僵化的视角蒙蔽的自我和他者做不同理解的方式。对这种诗的维度的挑战，很多有建构主义敏感性的咨询师已经提出了很多实践方式。比如有很多合作建构新叙诗的方法（重写生活故事），从怀特和艾普斯顿的开创性的外化到海伦·安德森（1997）的后现代脉络中的治疗。然而笔者发现在诗的催化方面，提供不同的声音非常有效。当新的声音静静地进入对话，对话的方向就会改变。新的声音不仅仅动摇原有的意义体系，而且一直在注意交流。这样，一个人的现实的形式和内容可以通过引入一个新的接受者而改变。这种新的声音可以来自当事人自己——以前当事人的现实被看作是有问题的垃圾。这样比如卡尔·汤姆对多元"内他者"的发掘，以及佩恩与法兰克福（1994）的多元书信（process of multiple letter writing）都可以创造新的交流对话空间。别的声音也可以通过反思团队进入交谈（Anderson, 1991），或者通过集体思考进来，比如Seikula（1994）和他芬兰的同事们邀请精神病医生、社会工作者、家庭成员、朋友及其他社区成员和病人一起决定最好的办法，通过这种方式他们进入诗的维度。

接下来我们来看诗的维度的第二个方面，亦即激发想象力的方面。建构主义对诗的理解如何可以培育想象的空间？在某种程度上可以说想象是为了动摇当事人带到咨询室中

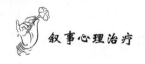

的"沉积的现实"。任何进入新的意义空间的交谈必须激发想象力，因为新的意义在那种"沉积的现实"面前总是想象中的。然而想象的问题还有另外一个维度。除了所谓"沉积的现实"被动摇之外，还会产生希望的话语，一种指向未来的，勾勒令人兴奋、激动的图景的话语。什么样的治疗关系可以产生这种新生活？同样，建构主义治疗师在寻求通向想象的境界的道路时还是富有创意的。问题解决中心的治疗（Solution focused therapy，韩伦欧和维纳·戴维斯，1989）和它以问题解决为中心的谈话取代问题导向的谈话的做法是一个明显的例证。"奇迹问题（the miracle question）"的功能（de Shazer，1994），尽管模糊，但亦是通向想象界的做法。资源导向的治疗师以日常生活语言为资源，进而转向勾勒对未来的积极概念。道斯研究所（Taos Institute）的大卫·库博利德和黛安娜·惠特尼的研究被称为欣赏式的探究（appreciative inquiry）。在这里禁止谈问题，参加者只能叙述过去的积极经历（叙事）。利用这些资源，他们开始讨论如何一起创造未来。对所有的参与者来讲这都是通向想象界的诗性的做法。

最后，治疗关系是如何培育诗性叙事心理治疗的美感维度的？关系怎么可以通向美感呢？对于这个问题不可能有唯一的答案，因为美的标准不是唯一的。然而，在建构主义者看来任何的美的概念都是关系的副产品。美的概念本身是文化的建构，对美的表达因时而异、因地而异，所以它存在于关系之中。我们有美的标准——和不和谐、简不简洁等——

但是这一标准不可避免地会依据我们人与人之间的关联状态。但同时我们可能会问：难道没有一种可以涌现出美的关系吗？如果有的话，我们不可以说这种关系可以构成生成性的美吗？其实，没有这种原初的美，别的美便不可能丰满。具体点说，设想一种相互充满指责的关系：你说的话我觉得都没有道理，我所说的话在你看来也都是垃圾。这种关系中我们不太可能创造真实和美感，我们的关系中没有可以培育美的滋养。要培育美感，那么需要一种开放的、让意义得以产生的关系，抑制和否定的关系是不行的。

第五章

叙事心理与中国传统

观其全，知其通，取其宜。

——吴宓

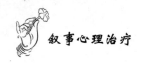

国际学界对叙事疗法的热情方兴未艾，我国叙事疗法的发展更是如火如荼。从 2002 年第一篇介绍叙事疗法的中文论文在大陆发表算起，叙事疗法在我国的发展至今已有 14 年。从 1981 年到 1986 年间，麦克·怀特（Michael White）开始尝试将人类学家格里格·贝特森的理论（Batesonian）转换为一种独特的心理疗法（即后来的叙事疗法）算起，叙事疗法的历史也不过三十年的时间。但目前全球学界有关叙事疗法的学术会议、期刊、论文、研究机构、培训等已经不可胜数。叙事疗法的实践范围也已经从澳洲辐射到亚洲、美洲、欧洲、非洲。对于一种新兴的心理实践方法，学界何以有如此高的热情？这不能不让人深思。

一　叙事疗法在中国的发展

叙事疗法在我国的发展并不平衡。台湾地区和香港地区较早引入叙事疗法的理论与实践。在台湾地区主要以彰化师范大学为代表，在香港地区主要以浸会大学为代表。本文重点介绍叙事疗法在中国大陆地区的发展。叙事疗法在中国大陆地区发展的 14 年可以分为三个阶段：

初步引介阶段（2002 年至 2005 年）

中国大陆地区较早介绍叙事疗法理论的学者包括杨广学、叶浩生、李明、施铁如、沈之菲等。可查到的最早的论文是对叙事治疗观的引介，发表于 2002 年。

之后，从 2003 年开始介绍性的文章逐渐增多，介绍的深度也在逐渐加深。从早期的概述逐步深入到叙事疗法的思想背景和文化语境。随着此类文章的增多，特别是关于叙事疗法的介绍性专著的出版，学界对叙事疗法关注的焦点从 2005 年开始转向本土化和应用研究方面。

本土化和应用研究阶段（2006 年至 2008 年）

叙事疗法研究在这一阶段的显著特点是结合本土文化和实践，探索叙事疗法在不同情境中的应用和理论的本土化。较具代表性的研究如叙事疗法与中国文化的结合、在社会工作中的应用、叙事疗法的个案研究、叙事疗法的深入理论探索、在高校中的应用、在家庭治疗中的应用、在突发事件精神救助中的应用等。

理论创新和反思阶段（2009 年至今）

在深入的理论研究和实践应用的基础上，叙事疗法的研究进入了一个新的历史时期。从 2009 年开始，陆续出现了一些对叙事疗法的思想局限性的探讨。同时，又有一个从宏观上进一步反思叙事疗法与传统心理治疗的关系的趋势。这一阶段的研究有一个突出的特征是硕士、博士论文明显增加。

叙事疗法在中国发展的思想动力

叙事疗法在中国的发展迅速，与其生命伦理学关怀紧密

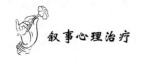
相关。根据联合国教科文组织（UNESCO）提供的资料，自
20世纪70年代开始生命伦理学已经超出了单纯的医学伦理
的范畴，进而关注医学、生命科技进步所带来的社会体制转
变及全球性的影响。文化多元、个体权力、人与环境的关系
等成为新的生命伦理宣言（2005）关注的焦点。这与叙事疗
法的生命伦理观不谋而合。从生命伦理的角度来看，叙事疗
法最关注的正是个体生命权力的平等、人与环境的和谐共生
关系，以及文化语境中的多元选择。

以生命权力的平等为前提

叙事疗法的基本伦理观是让每个生命都可以平等地生
存。每个生命体都有其独特性，不应以"正常"与"异常"
的名义抹杀这种多元事实。现代主义的生命伦理在心理治疗
的领域形成一种强势话语。即根据统计学的标准"规定"个
体存在的"常模"，这种科学的规定性进而形成认为的存在
"律法"。一切不符合这一律法的存在形式，都会被边缘化，
被妖魔化，以至于不得不承担社会话语所强加的污名。借助
大众媒体的推波助澜，个体的生存空间时时处在"监控"之
下，个体生存的境遇变得非常艰难。

譬如，2010年一个乞丐脱离了传统意义上的身份和生活
方式，平静地生活在人们的视线之外。可是因为一篇网络
帖文，一夜爆红，成为"犀利哥"。他的生活被公之于众，
人们开始以各种方式帮助他回到"正常的生活"。他原本的

生活方式被视为"精神有问题""不正常""痛苦""没价值"。第一个关注他的人，拿十元钱给他"测试一下他的生活自理能力"。他拿钱去买了一包烟。在测试者看来，显然是没有通过测试，因为他"问他为什么不是去买吃的"。在他（也包括绝大多数看客）看来，对一个饿肚子的人来说，似乎拿钱买烟是不可理喻的。可是乞丐的回答传递了他的"本地知识"（local knowledge）——"他指了指垃圾桶"。他的食物是不需要用钱买的。在生命权力平等伦理观的指导下，他的"本地知识"是他生存方式的支撑，对他的价值可能高于"主流"的知识。叙事疗法关注的就是这种"本地知识"。

"犀利哥"的例子十分典型。其实类似的事情每天都在上演，只不过"命名"不是那么离奇，方式不是那么夸张。比如，当一个孩子被冠以"问题儿童""ADD""ADHD""叛逆"，被父母和专家在公共话语空间谈论的时候，孩子的声音是何其的微弱。当一个成人没有在众人"约定"的时间成家，被冠以"剩女"或者"大龄青年""困难户"甚至发出"有病"之类的怀疑时，他们又情何以堪？又比如"农民工""大学生""留守儿童"等一系列的命名，淹没的是活生生的生命。独特性，成了现代话语的弃儿；生命权，成了"平等"和"正常化"的盲点。人的存在越来越平面化，多元的生命存在形式受到巨大的威胁。叙事疗法根据社会建构论的思想和文化人类学的观念，力图凸现和尊重生命的多元性、个体的独特性。这是叙事实践的前提。

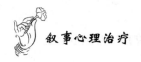

以人文生态的和谐为途径

人与环境的关系是一个历久而弥新的话题。在中国思想史上是"天人关系"的探索，在今天的学术话语中是人文生态学的研究。人文生态学是生态学的一个分支，是一个交叉学科和跨界学科（trans-discipline）。它在生态学研究中关注的是人的因素，探讨人与自然环境、社会环境和建筑环境之间的关系。这一学科在1921年从社会学中发轫，进而兼涉心理学、人类学、自然生态学、地理学和动物学等领域。人文生态学曾被视为多种学科的子学科。目前有一个新的转向，即提升人类生态学为其他的学科的母学科，因为多种相关学科都是采用生态学的视角来研究人与社会及他们生存环境之间的关系的。这样一来，人文生态学的研究更接近于广义上的生命伦理学。

2012年的伦敦奥运会给全世界留下了深刻的印象，但不为人知的是奥运场馆建设过程中的艰辛与曲折。伦敦的文化与北京不同，其开工前的拆迁工作要复杂得多。叙事生态学研究在这个过程中发挥了一定的积极推动作用。可以说叙事生态学作为一种以人文生态和谐为途径的叙事实践形式，通过这次盛会做出了人文生态的楷模。

生态叙事心理学是叙事心理学和生态学的交叉研究，目前该领域尚处于开创阶段。可见的研究文献主要是叙事生态学的探索。叙事生态学（narrative ecology）是一种设计规划人际互动模式的参考框架，它是叙事心理学与生态学结合的交叉学科。整合了生态学的多元相关思维和叙事心理学的文化建构思想，叙事生态学主张通过系统方式培养人的归属感、地域感和责任感。这是一个几乎全新的领域。现在可见的最早文献是英国伦敦人文大学教授 Crystal Campbell 所带领的研究团队从 2008 年起所做的一些探索。伦敦奥运会场馆社区重建过程就是他们的第一次实践运用。在这个过程中，他们通过符号收集、足迹回忆、社区展望等一系列系统的活动，促进了人文生态和谐的建立。这是叙事实践从心理治疗扩展到文化建设的典范。

以生命意义的丰富为旨归

叙事疗法目前很多文献已经更名为"叙事实践"（narrative practice）。这个趋势实际上在十年前就可以看出。因为叙事疗法尽管源于家庭治疗的语境，使用了疗法"therapy"这个词，但就其终极目标而言，乃是一种文化实践，是一种促进生命意义丰富的努力。

在《叙事心理治疗导论》一书中，作者强调了叙事疗法对文化更新的潜在力量。它作为一种思潮"也不限于心理治疗的领域，而是可以成为贯通各种文化实践和横跨人文、社会领域的一种基本立场和研究方法。叙事治疗目前已经形成一种世界范围的潮流。并且从最初的家庭治疗领域开始延伸到生涯规划、医学、创伤抚慰、社区文化、艾滋病团体治疗等领域"。

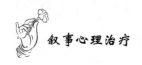

严格说来，叙事治疗并不是一种与其他流派并列的心理治疗体系，而是一种与各种传统体系差别很大的心理观以及相应的文化实践。这不仅仅是同类范式中不同趋向的差别，而是可以看成对心理治疗传统的一场"革命"。

叙事治疗的目的是使参与者生活意义丰富和心理成长。通过解构性的谈话或者活动，治疗过程可以帮助咨询师和来访者看到来访者生活中的"主流控制的叙事"，在治疗过程中来访者和咨询师开拓视野，重新审视并理解这种"主流控的制叙事"，从而形成"重新选择的新颖叙事"，使新的生活可以凸显出来。

二　叙事疗法与佛教观念的汇通

叙事疗法的许多理念和做法与佛教的许多观念神似。如果我们略做梳理，就可以理解为什么这些在西方世界看似非常异端的观念，在中国却如此容易被接受。

外化与出离

外化的观念是用来对比内化的。内化是人们对社会赋予的身份的认同。福柯认为这种对生活和身份内化思考的本源可以追溯到 17 世纪中期的西方文化（Michel Foucault，1965、1973）。他认为这种现象在一定程度上有以下几个表现：

（1）"区分实践"：通过对污名的归置（ascription）与分配（assignment），把无家可归者、穷人、疯人和弱者从大众中区分出来。

（2）通过对人身体内部失调的分类与定位使人的身体物化。

（3）"正常化判断"：作为社会控制的机制，让人们借用专业学科设立的生活和发展标准来评判自己和他人的行为和思维。

这种根据社会地位、身体状况、心理状况把人分为三六九等的做法，倘若取得具有影响力的话语权，就会让被分类人的被说服或者被迫臣服，变成这种话语的继承者和宣传者。这个过程往往是通过分类的体制化来完成的。换句话说，每一种人的类型，都会被相应地分配给一定的社会空间。比如在过去，女性的空间就是厨房。随着社会的进步，人的身心会逐渐得到解放。这种解放的首要表现就是人的社会生活空间会被扩大，人的生活方式的多样性会被提高。在外化对话中，"人不是问题，问题才是问题"，也就是说咨询不是针对人的，而是针对人们所带来的"问题"的。问题才是谈话的客体。

通过这种做法，就可以避免做塑造问题的话语的帮凶，避免来访者强化其关于某种问题的认同。换句话说，来访者可以通过外化看到自己本来所认定的"自我"之外的生活。对自己所认同的"自我"产生厌离。这是一种从苦难中走出来的前提，也就是佛教所谓的出离心，也就是离欲心。

出离的梵语写法是 naiskramya，巴利文的写法是 nekkhamma，意思是脱离迷乱的世界，出生死轮回之苦，而

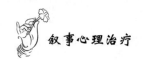

成佛办道，达于解脱之境界。（参考《佛光大辞典》，第1563页上）在佛教中，出离心被视为修行一切法门的基础。没有出离心，什么法门都不可能修成。所以，培养出离心十分关键。可是学习佛教的人很多会对出离心产生排斥，认为出离心就是出家的心，是消极避世的反映。这其实是对出离心巨大的误会。

佛教中的出离心可以分为两种境界：一个是"离苦得乐"的心；一个是"离欲无我"的心。第一种境界相当于摆脱问题的纠缠，对美好生活的追求。第二种境界则相当于看破"美好生活"的虚幻性，坦然面对不确定性和"缘起"。按照《瑜伽师地论》卷七十记载，出离有两种：一种是出离三恶趣，而趣向人天之善趣；第二种是出离生死轮回而趣向三菩提。此外，在巴利文佛教中有十波罗蜜之说，其中第六波罗蜜就是出离。另外又有出离依的说法，即所谓耽嗜依的对称，具体指：与善心相应的喜受、忧受和舍受。这三种是出离三界，证得涅槃的依据。

在第一种境界上，人们摆脱各种问题——"三恶趣"——的纠缠，找到了自我的一种新的定位，并且知道在这种定位上的可能的选择。当他们穷尽了这些可能性之后，就会陷入困境。在这个时候，他们可能会再次向咨询师寻求帮助。

譬如，在中国古代有一个画地为牢的故事。这是西周的一种管理手段，那时候，民风淳朴，百姓若触犯了法律，官员只需在他违法的地方画一个圈，为牢。犯人进去，就不会逃跑。犯人并非真的跑不出去那个圈子，只是他不允许自己离开，否则就无法接受自己。可以说当时民风淳朴，也可以说当时的法律深入人心。当时所画的牢狱，至少还是有形的。今天社会话语所划定的各种"必须"实现的目标、"必须"承担的责任、"必须"从事的活动等，则是无形的精神枷锁。如果人们对此没有察觉，并坚定地信以为真，一样会陷入其中而不能自拔。曾经有一位来访者跟我讲："我失恋了。按说我应该很痛苦。可是我不痛苦。你说我是不是有病啊？"我问她："失恋是什么意思啊？"她说："就是我男朋友不跟我好了。"我说："没失恋的时候你快乐吗？"她说："不快乐。天天吵。我早就想分手了。"我说："那什么叫'恋爱'啊？"她说："就是两个人互相爱对方，然后在一起啊。"我说："那你们互相爱对方吗？"她说："其实……不爱。啊，我知道了。我们本来就没有恋爱是吧。那就谈不上失恋了。可是我还是很痛苦，因为我不太像失恋的样子。别人会不会觉得我不好啊？"在这段对话中，如果来访者因为失恋痛苦，尽管她的主观体验是痛苦的，但在别人的眼中她是正常的。如果她领会到自己也可以不痛苦，而且允许自己不痛苦，这个时候她就面临着在另外一个层面上对自己的接纳了。或者说，前一种痛苦是认同并且卷入关于恋爱的正常化叙事所带来的痛苦，后一种痛苦是活出个人独特的故事所面对的不安所带来的痛苦。前一种是自我眼中的痛苦，后一种是他人的注视所导致的痛苦。

在第二种境界上，人们摆脱对各种"正常"欲望的贪恋。不再满足于社会话语所提供的选择，而是要开创新的生

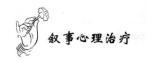

活故事的模板。这不但需要智慧，更需要勇气。

所以，叙事疗法的效用也可以分为两个阶段。第一个阶段就是帮助来访者走出问题的控制，即形成对问题的出离心。第二个阶段，则是帮助来访者不再执着于对"正常""健康""完美"等社会塑造的标尺，形成对"正常化"实践的出离心。就第二个阶段而言，其目的并非无视社会的标准，而是不再偏执于某种标准，看到更多的生活可能性。

改写与正念

当前，基于正念的各种疗法发展很快。比如 MBCT、ACT、MIIT 等。日本发展起来的内观疗法、箱庭疗法等具有东方文化特色的疗法也很重视正念。正念已经成为当前心理治疗领域十分重视的一种基础性的技术。

正念是一个佛教概念。在佛教中，正念又叫作谛意，梵语作 samyaka-smrti，巴利文作 sammastati。指真正之念，是八正道之一，意思是如实忆念诸法之性相而不忘失。

可以分为两种，一种是世俗有漏正念，即与有漏作意相应之善念。第二种是出世间无漏之正念，即依无漏之正见能思维谛境，而与无漏作意相应的明记不忘之念。《摩诃止观》谓"念"为"忍"，配天台宗之四教，即三藏教之正念为伏忍，通教之正念为柔顺忍，别教之正念为无生忍，圆教之正念为寂灭忍。即以自共相观身、受、心、法等四者。（《佛光大辞典》，第 280 页中，第 1990 页下）

从经论中对正念的解释看来，正念在佛教中指的是"如实忆念"或者是"认识事物的本来面目"，而且随时保持这种认识而不忘记。按照佛教教义，凡夫所有的念头都是妄念，都会招来烦恼，所以正念的本意就是忆念佛的念头而不忘失。

在心理学的应用中，正念的含义可以做不同的理解。我认为可以分为两种，一种是在世俗生活中，为了善的目的而产生的如实认识，可能还是会带来各种烦恼和三界业果；一种是在超越性的生活中，根据佛教正确的见地而产生的如实认识，不再带来各种烦恼和三界业果。

前文我们说过，来访者根据生活故事中的某个乃至某些给他带来烦恼的主题，理解其整个的人生。这种做法其实并不是如实认识。因为这些"问题故事"的例外被忽略了。改写的技术就是从这些例外出发，让来访者看到生活的另一面。这么做的目的并不是让来访者从"这一面"——问题——跳到另一面——理想的、完美的生活，而是让来访者可以在尊重社会建构的"现实"的基础上，通过自己的选择建构期望的生活故事。

概括起来说，叙事疗法的改写技术是帮助来访者"观其全，知其通，取其宜"。

解构与缘起

叙事疗法所采用的哲学属于后现代思潮的产物，其核心

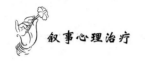

要义乃是一种建构主义的本体论。这种本体论所主张的是一种"融合诗情与哲思、融合创造性的意义象征与公共世界的人际沟通的生活样式"。（杨广学、李明，2004）这种生活本体论的诉求，与佛教对缘起的体认有着异曲同工之妙。

缘起是佛教教义中一个非常重要的思想。"缘起"是梵语 pratitya-samutpada、巴利文 paticca-samnppada 之意译。一切诸法（有为法），皆因种种条件（即因缘）和合而成，此理称为缘起。即任何事物皆因各种条件之相互依存而有变化（无常），为佛陀对于现象界各种生起消灭之原因、条件所证悟之法则，如十二因缘。无明为行之缘，行为识之缘，乃至生为老死之缘，"此有故彼有，此起故彼起"。（《佛光大辞典》，第 6126 页上）一切万有皆因因缘和合而假生，无有自性，此即"因缘即空"之理。若以烦恼为因，以业为缘，能招感迷界之果；以智为因，以定为缘，则能招感悟界之果。（《佛光大辞典》，第 2302 页上）

叙事疗法非常看重个人生活的历史。这种历史不是指事实的罗列，而是事实的故事化。所谓事实的故事化是指在一定背景中，事实被筛选且讲述成为有意义的故事的过程。所谓有意义，是指故事的讲述者——来访者——信以为真的故事主题。来访者所讲述的生活故事，无论是悲剧还是喜剧，都不可避免地是对其生活经历的故事化，是对生活事件的选取和编织的结果。总有一些生活事件会被忽略，或者被降格，被认为是没有意义的。而同时那些符合某种主题的生活事件就会被强调，被赋予重要的意义和价值。譬如一个成功的商人，要跟别人讲述一个励志的故事，就会把自己的困难讲述成个人智慧与勇气的证据；倘若他生意失败了，在跟别人讲述自己的辛酸史时，又会把同样的事件讲述成个人无能与无奈的根据。至于那些事件本身究竟意味着什么，并没有定论。或者说那些生活故事本身并无自性，一切意义的生成过程都是在人与人之间的互动中发生的。

也正是因为如此，在咨询室中的交流过程，真真切切地具有创造的功能。在一个叙事疗法咨询师的眼中，不存在固定不变的人性。人的自我定位和身份认同，总是处在交流共建的过程中。对这个过程的觉察与证悟，就是解构的过程。倘若不以这种历史的眼光来看人的生活故事，就容易陷入信以为真的叙事结构中而不能自拔。譬如一个人相信自己是自卑的，主要是因为长时间生活在一个以"我是自卑的"为主题的自我故事之中。如果通过具有解构作用的对话看到这个故事结构形成的背景，就有可能从这个结构之中走出来。那时候我们所能看到的就是一个完全不同于过去的新人。对于他来说，"自卑"并不是其"自性"，而是一种因为种种条件的集结所形成的说法，而这种说法进而成了他理解自己一切生活经验的参考框架。譬如当他做一些"勇敢"的事情时，会有些不安，因为这种事情不符合"自卑"的人的性格；当他感到高兴的时候，会感到自责，因为"自卑"的人更应该悲戚。这个时候，人的主动选择能力，就被这种故事主题掩盖掉了。

或许佛陀也正是因为看到了一切苦恼的形成，不过是种

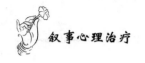

种因缘集结的结果，故而苦恼并没有自性，从而看到了解脱的希望。我认为叙事疗法的理想境界之一，就是在对话中让来访者感受到其实本来就没有什么问题，咨询似乎并没有改变什么；同时似乎又感到自己改变了很多很多。

三 叙事疗法与道家思想的汇通

"齐物论"与生存本体论

《齐物论》是庄子的第二篇。通篇要论述的要害就是"齐物""齐论"和"齐物与论"，所谓"地籁""人籁"与"天籁"。这三者都脱不开"是非"。万物都是自而非彼，不非彼则不能成此。各种言论也是这样，万物与言论也是这样。所谓"非彼无我，非我无所取"。所以各种现象都是一种"指向"，都是指向别处的。所谓"天地一指也，万物一马也"，都是符号。在这一点上没有差别，所以是齐等的。

郭象说庄子是"知本"的人，因为他知本，所以不隐藏"狂言"。所谓狂言是什么呢？就是那种"无会而独应"的话。"应而非会，则虽当而无用；言非物事，则虽高不行"。（郭象，《庄子序》）

叙事疗法非常看重语言，因为这个疗法的基本隐喻就是"叙事"。不但人的生活经验本身被视为可以做多种理解的符号，人们对自己生活的讲述方式也是如此。甚至人的经验与人的言说之间也是打通的。语言本身就是一种行动，这并不仅限于言语行为本身，而是说言语行动本身与其他行动并无本质的差异。庄子说："夫言非吹也。"言语行动本身是具有生存境遇的创生功能的。语言是人的栖居之地。

在外化技术中有一个命名的环节，这是主动沟通事件与语言的第一步。我们很多来访者的烦恼的确是来自其所栖居的语言。有点类似庄子所讲述的"朝三暮四、朝四暮三"的故事。据说有一位养猴子的人跟猴子们说："早晨三颗橡栗，晚上四颗橡栗"，猴子们大怒，之后他改说："那么早晨四颗橡栗，晚上三颗橡栗好了"，猴子们就高兴了。庄子说："名实未亏而喜怒为用。"对一个问题的称谓和对一个事件的言说顺序真的非常重要。

在改写技术中，会去探询行为所反映的目的、意义、价值观、梦想等。这是从语言的层面整合人的经验的方法。很多时候，看似矛盾的两个行为，在语言的层面反映的有可能是同一种说法。譬如说一个人会去努力工作，同时又会偷偷赌博。这两件事情看似不能相容，但都可能反映了他对家庭的亏欠心理或者为了改善家庭生活条件而努力的愿望。

"濠梁之辩"与他者之心

在《庄子·秋水》中记录了一段对话：庄子与惠子游于濠梁之上。庄子曰："鯈鱼出游从容，是鱼之乐也。"惠子曰："子非鱼，安知鱼之乐？"庄子曰："子非我，安知我不知鱼之乐？"惠子曰："我非子，固不知子矣；子固非鱼也，子之不知鱼之乐，全矣。"庄子曰："请循其本。子曰'汝安

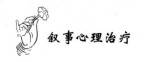

知鱼乐'云者，既已知吾知之而问我，我知之濠上也。"

这段话记录了庄子和惠子关于"他者之心"的认知问题。我们如何知道别人的内心世界呢？甚至可以问，我们怎么知道别人究竟有没有心呢？庄子说鱼游来游去很快乐，惠子诘问："你又不是鱼，怎么知道那是快乐？"庄子玩弄逻辑游戏，说你既然问我怎么知道，那就是假设我已经知道，既然你能知道我知道鱼是快乐的，那我就是在这河边知道的好了。他并没有回答惠子的问题，只是诡辩而已。因为从他的回答中并不能获得惠子问题的答案。当然，他的狡辩也并不是没有价值，它指出了理解他者之心的一个悖论：投射与认同的悖论。

我们在了解别人的内心世界时，有两个途径：第一个是猜测，并通过观察他的表现来验证自己的猜测；第二个是询问，并通过进一步询问来澄清。第一个途径是逻辑实证主义的思维方式，第二个是叙事的思维方式。惠子的提问是基于逻辑实证主义的立场：因为你不是鱼，所以你不知道鱼是否是快乐的。所以惠子的提问，不是询问，而是质问。在提问之前，他就知道庄子肯定答不上来。但是他的问题是，他自己并没有足够敏感，也没有避免叙事的思维模式，当然按照布鲁纳的观点，叙事思维方式是不可避免的。庄子问："你不是我，如何知道我不知道鱼是快乐的？"这不是质问，而是询问，因为他被惠子的提问激起了好奇。这种好奇的态度就自然会让他想了解惠子的认识过程。结果惠子不上当，跟庄子挑明：我不知道。这个时候他就不自觉地采纳了叙事的立场：放空（not-knowing stance）。惠子想在这个立场上进一步质问庄子，可是为时已晚，因为在这种立场上只能探寻，否则就是对自己立场的否定。于是庄子运用了叙事的回塑技术，让惠子了解这段谈话的历史：循其本。接下来惠子就不再说话了。

整合心理学家肯·威尔伯（Ken Wilber）曾经说，当意识进化到了形式运算阶段及更高级的阶段，仅仅通过外部观察就不可能理解了。要想知道别人在想什么，其实就只有一个途径：问他。而且，在这条途径上，他者具有决定权，他可以选择不告诉你，或者告诉你一个和内心不一致的说法。叙事疗法尊重他们的选择。因为我们相信，他们那么做，一定有他们的理由。而且对他们而言，这么做一定有他们的价值。

"致虚守静"与叙事的立场

《老子》第十六章："致虚极，守静笃，万物并作，吾以观复。夫物芸芸，各复归其根。归根曰静，静曰复命。复命曰常，知常曰明。不知常，妄作，凶。"这段话与叙事疗法的工作立场非常相似。当然，我们在此对老子的解读是以后现代叙事疗法为背景的，与传统的解读方式可能有所差异。

在叙事疗法实践中，最大的难点就是放空自己。对当事人的故事每多一分预设，就会少一分虚静。咨询师在倾听

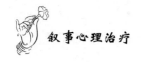

来访者的生活故事时，往往会带着自己的判断。如果能够及时发现并且"悬置"这种判断，则在实践中相对可以保持虚空的状态，也就是所谓的"不知道的立场"（not-knowing stance）。这种悬置要尽可能彻底，即所谓"致虚极"。因为我们发现，哪怕看似十分科学合理的预设，哪怕是来访者也认同的假设，与实际的出入依然是很大的。所以在倾听的时候，增加虚静的成分，不仅十分重要，而且严格地讲是必需的。甚至可以把这个能力作为一种尺度，来衡量一个叙事咨询师的熟练程度。

但是保持高度的放空状态十分困难。之所以保持高度的放空状态十分困难，是因为来访者的故事总会扰动咨询师的故事。咨询师和来访者往往在很多生活体验的方面具有关联性，这种关联有可能表现为相似性，也有可能表现为背反性。无论如何，来访者的表达总会唤起咨询师的很多记忆。有时候这个过程，咨询师是可以觉察到的，从而可以避免根据自己的精力来理解来访者的生活，避免忽略一些关键的细节性提问。有时候，咨询师可能不小心忽略了这个过程，被来访者的故事带走了，这个时候，咨询师就会出现对来访者产生种种不恰当的评判的危险。

来访者所讲述的故事，总会围绕某个主题。这个主题就是他们的核心价值观，是他们问题的根源。值得特别注意的是，这个导致问题的核心价值观，不见得是咨询师不可接受的。当然，这个地方有一个风险，即咨询师所理解的那个价值观，肯定不是来访者心目中的那个价值观，尽管来访者所用的语言是咨询师所熟悉的。比如说来访者说："我最看重的是自我实现"，咨询师如果想当然地认为来访者说的应该和自己的理解一样，因为这个词自己很熟悉，那就会出现风险。严格地讲，从叙事疗法的立场来看，不应对来访者任何的表达想当然地做自己的解释。这真的是一种"坚守"，因为在实践工作中委实不易。但只要能够做到，来访者的故事就会出现一种聚焦的趋势。无论从什么话题开始交谈，总会回到他们所在乎的主题，即所谓的"问题故事"。

在实践中，我们观察到，当来访者回到这个问题故事，并明确表达这个主题之后，会陷入一种沉思，或者陷入一种无助。这似乎是自己的命运。从叙事的角度来看，这种对自我故事的狭窄化理解，就是一种被社会化与强加的"使命"（commitment），叙事疗法所主张的是另外一种使命，即永远不被动地接受他者的强加。当然，这并不能理解为永远不接受社会的规范，而是不能毫无觉察、毫无选择地被动接受社会所强加的评判。这一点其实与老庄的思想是有异曲同工之妙的。

四　叙事疗法与儒家思想的汇通

儒家思想是我国意识形态的正统。早在战国时期，儒家和墨家就并为显学。关于儒家思想的枢机，学者做过很多不同的总结，有的人说是"礼"，有的人说是"仁"，但据孔子的得意门生曾子之说，应该是"忠恕"。《论语》中有一段记

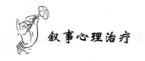
载：孔子在房间里感慨，曾子进去聆听圣人教诲，孔子说我的学问一以贯之。曾子出来，同学们问他夫子说了什么，曾子说夫子的学问"忠恕而已"。这个忠恕的总结，似乎就是"礼"和"仁"的结合。

"忠恕"与社会建构

"礼"就是合宜的行为，就是伦常秩序的制度化。韩非子说："上古的时候人少，禽兽多，不缺乏食物，所以都不用你争我夺。后来人多了，禽兽不够了，就会争斗。圣人不希望看到人们相互残杀，就制定了礼，来节制人们的欲望。"这么看来，礼应该是社会建构的规范。一方面是人类从自然状态向文明状态过渡的关键，另一方面是使人远离自由的第一步。礼非常重要，因为"无礼"人类文明就岌岌可危。但是如果不"忠"，或者说不"尽心"、不"诚"，那么"礼"就变成吃人的礼教了。它吃掉的不仅仅是人的肉体，更重要的是吃掉了活泼泼的人性。在这一点上，鲁迅先生的观察十分到位。一想起中年闰土的眼神，就让人不寒而栗。今天，我们在不少学生身上隐约可以看到这种令人毛骨悚然的眼神，包括大学生、中学生，甚至小学生和幼儿园的孩子。我们用科学高效的现代教学手段成功地压制了孩子们的天性。这种教育很重要，但真的很危险。除了教"礼"，还要教"仁"，教"诚"。

"仁"就是爱人，就是良知良能的生活化。王阳明说：

"其不学而知者，良知也；其不学而能者，良能也。"这是对
"学来"的不良最直接的反抗。我感觉这种不良，倒不一定
表现为"邪恶"，甚至有很多是善行。这种不良，似乎是一
种无良心、有机心。用叙事的方法并不难发现这个问题。曾
经有一位母亲带着孩子来咨询，母亲说孩子本来很懂事，不
知道什么原因就开始叛逆。我们问她能否说一个他原来很懂事
的例子。她说他上车会给别人让座。于是我问孩子是不是这
样，孩子说是这样。我问孩子，你为什么要给别人让座呢？
他说那是老师布置的任务，每天要完成十件好人好事，让座
比较好凑数。这个例子很典型地说明了成年人自我安慰的游
戏。不能因此说孩子是不善良的，只能说我们的教育忽略了
"诚"的教育，忽略了"动机"。仅仅通过一个人的行为，是
无法判断其为好人或坏人的。坏人未必只做坏事，偶尔也可
能做善事，不过做善事的目的是恶的。实际上，按照叙事的
理念，根据人的某些行为去界定一个人的这种做法本身就是
荒谬的。人是不可界定的。

必也正名乎

儒家思想中有个重要的成分，就是通过"名分"赋予人
尊严和责任。子曰："必也正名乎！"或者可以理解为儒家
的使命，就是让人们各得其所。每个人在社会上都有自己的
位置，而且他们可以安于自己的位置。现代社会给人们勾勒
的是一个平面化的、单层化的社会秩序，这种看似公平的秩

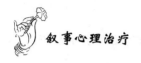
序，抹杀了人们对差等尊严的需要。看似尊重了每个人，其实也同时分散了人们对社会的责任。"名"不但意味着"尊严"，也意味着"责任"。实际上大众媒体在一定程度上承担着"正名"的责任。网络、纸媒、影视媒体上，人们对公众人物的褒贬，一定程度上推动着"正名"的事业。实至名归，作为一种价值观念依然活在每个人的集体潜意识中。可以说，维护秩序的是"人言"。所以孔子说有三畏，其中有一个"畏惧"的就是"人言"。他者的话语就是维系"名实"关系的重要力量之一。

可是好多儒家学者把这个安放的控制权放在"天命"手里，这就剥夺了人的权利。或许，他们所谓的天命，并非人格化的神，而是人力不可及的地方。如果是那样的话，儒家或许很早就感受到了人类社会秩序的超个人性，也就是说社会秩序具有近似神秘的决定力量，非个体可以企及。那种神秘力量可以成为"民心"，或者叫作群众的心。儒家认为得"民心"得天下。所谓得民心，或许就是顺乎那种可以决定社会秩序的力量吧。

儒家主张通过什么途径来得民心呢？似乎儒家是通过日常生活中人们待人接物时所体现出来的心理特征来了解民心的。最早是通过"采风"，天子委派掌管音乐的官员到民间去采集民歌，通过欣赏这些民歌，体会那个地方的民心。后来通过观礼，通过看人们举行祭祀等礼仪的时候的行为来看民心。所以孔子有"观盥，不观撰"的说法，也就是看献祭之前洗手的神态和恭敬程度，不必看献祭的过程本身。

孝：继人之志，述人之事

孝亲属于中国传统文化中的一个共性特征，无论儒家、道家还是佛教都是十分重视的。只是儒家通过宗法祠堂的实践，将孝变成了具有宗教性的一种活动。不孝被视为为人子者最为不堪的恶行。对于什么是孝，当然也就有很多讨论。其中在《孝经》中有一段话，说："孝也者，善继人之志，善述人之事"。这就和叙事心理学的理念之间产生了明显的呼应。

叙事心理学重视人的志向。继承别人的志向，是对别人最深的理解。当然在狭义的孝行中，这个"别人"就是父母、先人。实际上儒家也还是把这种观念推广开来，认为普天下都要用这种观念来指导行为。孝的对象也就延伸到所有的长者和尊者，所谓"老吾老以及人之老"。甚至连忠于国家和地方也被赋予了孝的色彩。待到说"劝君莫打枝头鸟，子在巢中望母归"，就把这种孝的精神延伸到其他的物种，具有更为深刻的生态意识了。

现代人的生存境遇给了他们一种假象，似乎他们可以独立生存，不必依赖别人。这种虚妄的独立性事实上并不存在，每个人都有自己的文化根系。叙事疗法通过"生命树""族谱图""回塑"等技术，帮助人们重建自己的文化心理根系，找到自己的精神脉络，从中找到力量和心理资源。这是换种方法"讲述"自己的历史，呈现"别人"的故事。其实从叙事疗法的实践看来，"自我"似乎是个体人生中所

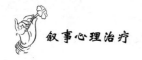

遇到过的人们所构成的"俱乐部"。这些人有的影响力大，有的影响力小，但实际上并没有一个"完全与别人无关的自我"存在。在叙事隐喻中，自我和他者的矛盾并不存在。叙事自我其实是一种对话自我。成为自己（成己）与成为别人（成物）其实是同一个过程，只不过在成为别人的过程中，会出现选择的冲突。这种选择的主体，其实也是别人。换句话说，当我们努力成为"自己"的时候，我们其实只是在压制内心中某些"别人"，而支持另外一些"别人"。似乎每个人的自我都是众人争夺的王位。完成这种内在冲突的平衡，或许也是儒家的追求之一，即所谓的"无讼"。这种孝应当属于"内圣外王"的大孝了吧。

内圣外王：成己与成物之学

熊十力被人称为"最后一个大儒"。他在《原儒》中主张儒家的学问脉络当归于"内圣外王之道"。他自问自答，阐述了自己对内圣外王的观点。

> 问："云何内圣外王？"答曰：成己说为内，成物说为外。其实成物即成己，本无内外可分，而复言内外者，乃随俗假设耳。（世俗皆以己为内，以天地万物为外在，故不得不随俗假说内外。）圣者，智仁勇诸德皆备之称。王者往义。物皆向往太平，其愿望无已止也。（《原儒》，第 130 ～ 131 页）

很明显，熊十力主张成己和成物原本是不必分的。但是世俗间往往以自己为内在，以万物为外在，以别人为外在，所以不得不这么说。从叙事疗法的实践来看，这句话实在是确凿得很。当我们抱怨生活中所遇到的问题的时候，往往是自我所"内化"了的某些声音在抵制"内化"新的声音，而时过境迁，原本相安无事的各种"内部"的声音，不能不与新的声音发生冲突。或者说，当"内化"新的声音成为一种必需的时候，原有的那些"内部"的声音就会反抗。这种冲突会给人带来一种不愉快的感受。可是溯本清源，这个"感到不愉快的"究竟是谁呢？这句话，总让人觉得是一种禅宗的话头。这种不二境界的体验，让我们无法避免灵性与整合心理学的趋向。

五　叙事疗法与整合心理学的汇通

在心理治疗领域，越来越多的学者发现灵性对于心理健康的重要意义。在 2002 年，阿庞德（Aponte，2002）就指出"灵性已经成为心理治疗领域的显学"。P. Gregg Blanton 教授将灵性引入叙事疗法，认为通过把正念（mindfulness）和叙事疗法结合，可以丰富叙事疗法的技术，提高叙事疗法的效果，扩展自我的丰富性和现实的多元性。（Blanton，2007）

叙事疗法的创始人怀特曾经说，20 世纪有四本书最为重要，其中包括整合心理学家肯·威尔伯的《性、生态、灵性》。这本书是威尔伯的代表作品，中文译本在 2009 年由人民大学出版社出版。尽管在这本书中没有直接讨论叙事

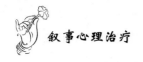
疗法，但是这本书提供了一个庞大的语境，一个关于宇宙万物的大故事。《性、生态、灵性》呈现的是一个庞大的模型，被称为全象限全层面（AQAL）模型。在这个模型中他主张，没有完全独立的存在者，万物都是由其他事物组成，同时也是其他事物的组成部分。他把这种"东西"叫作"全子"（honlon）。严格地讲，全子并不是物质宇宙论意义上的粒子，与原子、中子、电子等并不能并称。它实际上是另外一种世界观。如果说物质宇宙论认为世界是由事物（粒子）组成的，那么整合的宇宙论（大宇宙论）则认为世界是由事件（故事）组成的。

我们在叙事疗法的实践中，最大的困难不是学习如何使用叙事的提问方式，而是转变这种理解世界的视角。可以说，叙事疗法最重要的价值，并不在于那些行之有效的询问方法，而在于培养这种整合心理学的世界观。

当然，威尔伯对自己的理论有足够的觉察，并没有声称AQAL模型是真理，他认为这也只是一种讲述的方式。也正是这样一种觉察，使得整合心理学的世界观保持着多元性和长久的活力。这是一种以"叙事"为根本隐喻的世界观，是一种生成性的哲学，一种永远保持好奇的认识论，一种不断让灵性解放的使命感。如果说前现代的解放，是对原始巫术世界观的扬弃；现代的解放，是对僵化神话世界观的扬弃；那么，后现代的解放，就应该是对"单一叙事"的扬弃，是对"理性"的非理性绝对化的扬弃，是向未来"象思维"（vision-logic）的世界观的敞开。

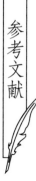

一 中文文献

高军:《叙事心理治疗的方法与技术》,《太原大学教育学院学报》,2013(01):1～3。

洪雅琴、陈祥美:《后现代主义叙事治疗概论》,《谘商与辅导》,2001(181):2～7。

冷静、曾天德:《叙事心理治疗:一种后现代思潮的治疗理念和方法——兼谈与传统心理治疗的比较》,《漳州师范学院学报》(哲学社会科学版),2010(02)。

李明:《叙事实践:一种人文生态学的心理取向》,《北京林业大学学报》(社会科学版),2013(02):63～68。

李明、高颖:《叙事疗法的生命伦理学关怀》,《医学与哲学》,2013(04):23～26。

李珊:《提升劳教人员心理健康水平的操作方法:叙事疗法探讨》,陕西师范大学硕士论文,2011。

廖本富:《叙事治疗之外化 VS 病理文化之内化》,《谘商与辅导》,2001(181):8～13。

廖本富:《叙说治疗的问句技巧》,《谘商与辅导》,2000(176):15～22。

林杏足:《叙事谘商简介基本概念与谘商过程》,《辅导通讯》,2002(70):32～38。

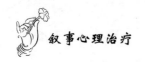

刘斌志:《叙事疗法在突发事件精神救助中的运用》,《重庆师范大学学报》(哲学社会科学版),2008(06)。

刘红:《叙事治疗在 EMDR 创伤治疗中的应用探索》,《西华大学学报》(哲学社会科学版),2012(01)。

刘闻佳:《叙事心理治疗思想局限性探析》,《绵阳师范学院学报》,2009(03)。

刘雅丽:《大学生恋爱心理问题的叙事研究》,鲁东大学,2013。

刘雅丽:《叙事心理治疗理论研究述评》,《湘潮》(下半月),2013(01):130～132。

刘英:《叙事疗法在高校辅导员思想政治教育工作中的应用研究》,《社会心理科学》,2012(07):50～54。

马王堆汉墓帛书整理小组编:《马王堆汉墓帛书老子甲本》,文物出版社,1976。

牟柳、廖文路:《叙事理论在高校心理辅导中的应用》,《西南民族大学学报》(人文社科版),2010(07)。

倪磊、姚庆、程族桁:《叙事疗法与传统心理疗法的比较》,《青春岁月》,2013(07):420～421。

魏源:《解构并重述生命的故事——叙事疗法述评》,《台州学院学报》,2004(04):78～82。

肖凌、李焰:《叙事治疗的西方哲学渊源》,《心理学探索》,20105(30):30～33。

熊十力:《原儒》,转引自刘梦溪主编《中国现代学术经典·熊十力卷》,河北教育出版社,1996。

杨菲:《自我的社会建构与叙事心理治疗》,吉林大学硕士论文,2008。

杨广学、李明:《叙事心理治疗的生存本体论含义》,《德州学院学报》,2004(01)。

杨洲松:《李欧塔后现代知识论述及其教育意义》,台湾师范大学教育系博士论文,1998。

翟双、杨莉萍:《叙事心理治疗的特征及其与中国文化的契合》,《医学心理学:医学与哲学人文社会医学版》,2007(11):55～57。

赵君、李焰:《叙事治疗述评》,《中国健康心理学杂志》,2009(12):1526～1529。

郑发祥:《库恩范式论与心理学的文化转向》,《宁波大学学报》(教育科学版),2003(04)。

郑晓芳、崔酣:《叙事疗法与人本——存在疗法整合的人性观探析》,《医学与社会》,2010(02)。

〔澳〕麦克·怀特著,李明、党静雯、曹杏娥译:《叙事疗法实践地图》,重庆大学出版社,2011。

〔澳〕麦克·怀特、大卫·艾普斯顿著,廖世德译:《故事、知识、权力》,台北:心灵工坊,2002。

〔法〕罗兰·巴特著、张寅德译:《叙事作品结构分析导论》,载张寅德选编《叙述学研究》,中国社会科学出版社,1989。

〔古希腊〕柏拉图著,郭斌和、张竹明译:《理想国》,商务印书馆,2002。

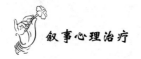

〔美〕肯·威尔伯著、李明译:《性、生态、灵性》,中国人民大学出版社,2009。

〔美〕吉儿·佛瑞德门、金恩·康姆斯著,易之新译:《叙事治疗解构并重写生命的故事》,张老师文化出版社,2000。

〔美〕罗杰·菲德勒著:《媒介形态变化——认识新媒介》,华夏出版社,2000。

〔英〕佩恩（Payne M.）著、曾立芳译:《叙事疗法》,中国轻工业出版社,2012。

（清）郭庆藩撰、王孝鱼点校:《庄子集释》,中华书局,2004。

二 英文文献

Anderson, H. (1997) ,*Conversation, Language and Possibilities: A Postmodern Approach to Therapy*. New York: Basic.

Anderson, H.& Goolishian, H. A. (1988), "Human systems as linguistic systems: preliminary and evolving ideas about the implications for clinical theory", *Family Process*,27 (4) , 371 ~ 393.

Anderson & Goolishian (1992) , In K. Gergen & S. McNamee (Eds.) *Therapy as Social Construction*. Thousand Oaks, California: Sage Publications.

Aponte, H. J. (2002), *Spirituality: The heart of therapy*. In T. Carlson & M. Erickson (Eds.),*Spirituality and family therapy* (pp. 13 ~ 27) . New York: The Haworth Press, Inc.

Brazier D. (1995) , *Zen Therapy: Transcending the Sorrows of the Human Mind* .New York : John Wiley & Sons.

Bruner, J. (1990) , *Acts of Meaning*. Cambridge, MA: Harvard University Press.

Bruner, J. (1986) , *Actual Minds, Possible Worlds*. Cambridge, MA: Harvard University Press.

Crystal, C. & Saskia, V.(2009),*Narrative ecology:a framework fordesigning interactions*.

Doan, R.E. (1998) , "The King is Dead: Long Live the King:

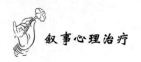

Narrative Therapy and Practicing What We Preach", *Family Process* 37（3）, 379 ～ 385 .

Etchison, M. & Kleist, D.M. （2000）, "Review of Narrative Therapy: Research and Review", *Family Journal* 8（1）,61 ～ 67.

Fish,V.(1993), "Post Structuralism in Family Therapy: Interrogating the Narrative/Conversational Mode", *Journal of Family Therapy* 19（3）, 221 ～ 232 .

Frank Visser(2003), *Ken Wilber: Thought as Passion.* New York: SUNY Press.

Gergen, K.J. (2001), "Psychological science in a postmodern context", *American Psychologist* 56（10）, 803 ～ 813.

KM Norgaard(2011), "Living in denial: climate change, emotions, and every day life" *,Journal of Women s Health* .

Kuhn, Thomas S. （2012）, *The Structure of Scientific Revolutions*,50th anniversary. Ian Hacking（intro.）（4th ed.）. University of Chicago Press.

Madigan, S. （1996）, "The Politics of Identity: Considering Community Discourse In The Externalizing of Internalized Problem Conversations", *Journal of Systemic Therapies* 15（1）, 47 ～ 62 .

Minuchin, S. （1998）, "Where is the Family in Narrative Family Therapy?" *Journal of Marital & Family Therapy* 24（4）, 397 ～ 403 .

Neimeyer, R. A. （1995）*,An appraisal of constructivist*

psychotherapies. In M. J. Mahoney（Ed.）, *Cognitive and constructive psychotherapies*（pp. 163 ～ 194）. New York: Springer.

Nichols, M. P.& Schwartz, R. C.（2006）,*Family therapy: Concepts and methods*（7th ed.）. New York:Allyn and Bacon.

P. Gregg Blanton, "Adding Silence to Stories: Narrative Therapy and Contemplation", *Contemporary Family Therapy* 29（4）,211 ～ 221.

Parry, A.& Doan, R .E.（1994）,*Story revisions：Narrative therapy in the postmodern world*. New York：Guilford Press.

Pepper, Stephen C. (1961), *World hypotheses: a study in evidence*. Berkely: University of California Press.

Sarbin,T.（1986）,*Narrative psychology:the storied nature of human conduct*. New York:Praeger.

Sexton, T. L. & Griffin, B. L.（Eds.）（1997）, *Constructivist thinking in counseling practice, research, and training*. New York: Teacher's College Press.

White, M.（2007）, *Maps of narrative practice*. NY: W.W. Norton.

White,M.（1995）, *Re-authoring lives: Interviews and essays*. Adelaide, South Australia: Dulwich Centre Publications.

White, M.（2000）, *Reflections on Narrative Practice Adelaide*. South Australia: Dulwich Centre Publications.

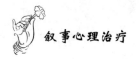
White, M.(2011)," Narrative Practice:Continuing the Conversations" ,*Journal of Women s Health* .

White, M.（2005）, *Narrative practice and exotic lives: Resurrecting diversity in everyday life.* Adelaide: Dulwich Centre Publications.

White, Michael(1995),*Reflecting Teamwork as Definitional Ceremony in Re-authoring Lives: Interviews & Essays*, kap.7. Dulwich Centre Publications.

Winslade, John & Monk, Gerald.（2000）, *Narrative Mediation: A New Approach to Conflict Resolution.* San Francisco: Jossey–Bass.

Wittgenstein, L.(1953), translated by G. E. M. Anscombe, *Philosophical Investigations.* Oxford: Blackwell, 3rd edition, 1967.

Wundt W.（1904）, Translated by Edward Bradford Titchener,*Principles of Physiological Psychology.* http://psychclassics.yorku.ca/Wundt/Physio/intro.htm.

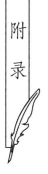

叙事疗法的生命伦理学关怀

——兼论后现代语境中
中西医学治疗理念的汇通

世事无常。好端端的，上帝死了，人死了，哲学死了，现代建筑死了……它们死就死吧，只要有医学活着，就不必害怕——医学是生存的底线。可是最恐怖的消息来了：医学也死了。

宣布这个消息的人叫劳伦斯·弗斯（Laurence Foss），他专门写了一本书，题目叫《现代医学的终结》（*The End of Modern Medicine*），出版于 2002 年。按照作者的说法，现代医学诞生于 1816 年，以听诊器的发明为标志，算起来享年 186 岁。

自从 20 世纪初"中医"在"西医"这个他者的注视下从中国医学传统中走出来后，它与西医之间的抗争就不曾间断过。最初"中医"一词只有在传教士办的医学刊物上才能见到，这个词的提出本身就是为了表明中国医学与西医的差别。可是后来"中医"逐渐自己认同了这种差别的存在，却又不甘心，一定要辩护说中医不比西医差，说中医同样科学。因为那些

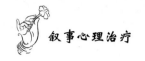
"中医"在骨子里还是认为西医高明的。殊不知这种辩护本身恰恰强化了两者的差别。结果"中医"的研究慢慢偏离了医学传统的干道,在西医的注视下异化了,成了不折不扣的怪胎。学习中医的人不信中医、中医药大学的学生成了中医的掘墓人、中医与西医的实践越来越相似、中医的术语逐渐西医化等,这些现象已经司空见惯。在处理两种医学的关系上,国人的努力集中体现在"汇通""结合"和"学习"上。可惜,结果却是"汇而不通,结而不合,学而不习"。

有人说中国的医疗系统独具特色,因为世界上只有中国官方承认两种医学,且规定两种医学地位平等。其实,中国又何尝不希望有统一的医学。可是历史证明了医学的统一十分困难。余云岫想通过废止"旧医"达到统一,结果群起而攻之。这是在情理之中的:当时的中、西医力量悬殊,而且在全国推行西医根本不现实。而西医既已得到科学文化的认可,近现代的中国对它自然也是趋之若鹜,欲罢不能。恐怕唯一可能的出路就是取两者之长,形成一种新医学。所以"中西医汇通""中西医结合""中西医相互学习"的声音最得人心。可是中医的诞生本身就证明了自己与西医的不同,现在要趋同,那就是威胁两种医学的存在。换句话说,两种医学都有一种"自以为是"的真理观,即认为真理只有一个,结果只能是你死我活。如果不从这个根本入手,中医和西医的关系根本不可能有出路。好在随着西方后现代思潮的影响渐深,医学的真理观终于开始被撼动。其实当初现代医学观刚刚兴起的时候同样困难重重,19 世纪末 20 世纪初欧

洲甚至出现医学的怀疑论，认为医学根本不能治病，人生病
之后就裸体接受太阳浴，名曰"自然疗法"。现代医学的困境
逼迫人们去反思其真理观本身，自然也需要一个困难的历程。
但是，毕竟这种探索已经开始，而且已经取得一定成效。

　　西医对自身反思的结果就是对他者的逐渐开放。在2002
年，美国全国范围的调查表明：有30%的美国成人采用补
充医学和替代医学（CAM）的治疗手段。且另一项研究表
明，在美国，学历越高的人选择补充医学和替代医学的倾向
性越强。比较而言，中国的中医学研究反而更加坚持所谓
"科学的"真理观。中医被近代传教士灌输了一套理念，但
现在西方人发现自己错了，在努力去改正，而中医却仍然坚
信那套理念，不肯把紧箍儿取下来。正是在这种情况下，末
学扼腕叹息之后不得不说中医死了。但是中医的死亡并非坏
事，因为只有这种因西医而生的中医死了，才可能架构真正
的面向世界的中国医学。

　　面向世界的中国医学应该具备三个特征：第一，它要自
信；第二，它能包容别人；第三，它不断超越自己。

　　医学的自信来自民族信仰。中国本土的信仰没有断，也
不可能断。尽管现代国人经历了"五四"与"文革"的洗
礼，但我们的骨子里仍然流淌着几千年华夏文明的血液。无
论年轻人表现得如何另类和反叛，恐怕他们都不会允许你去
挖他们的祖坟。他们耳濡目染，哪怕是支离破碎的神话传
统，早已把那种生生不息的文化信息深深地埋在心底。中国
传统的医学正是从这些神话传统中得来的。美国著名思想家

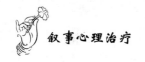

罗洛·梅说:"神话给这个没有意义的世界赋予意义。神话是一种叙事的模式,她使得我们的存在具有价值。"中国传统医学的可信性早已在"神农尝百草""黄帝岐伯谈"等古老叙事中得到验证,不需要再去用粗糙的现代试验重复。叙事研究早已雄辩地说明,科学也是神话——至少它完全没有办法处理人心与人身之间的关系。弗洛伊德曾经在一封给爱因斯坦的信中说:"你可能觉得我们的理论(心理学)看起来像神话……可是哪一种科学最后不都和我们一样?你们今天的物理学不也是神话吗?"秉承了神话血脉的叙事医学,将来很可能是能够包容现代医学与本土医学,同时又不伤害各自尊严的医学形式。目前西方的医学界已经觉醒,开始探索叙事医学的道路。中医学没有理由去为一个死去的科学医学偶像守灵。哥伦比亚大学教授丽塔·莎伦博士(Rita Sharon)曾邀笔者在纽约的哈佛俱乐部共进晚餐,席间交流中国医学人文生态中的叙事传统,相谈甚欢。中西医学在叙事这里,似乎并无太大不同。

包容有两种含义:一种是承认别人的存在,但老死不相往来;另一种是相互欣赏,共同促进。前一种包容实际上是一种容忍,一种没有办法消灭对方时的权宜之计。面向世界的中国叙事医学不能采取这种包容的态度。现代医学的确有很多不足,但是不可否认的是借助现代医学,即所谓科学的医学,人类在健康史上取得了巨大的进步。不能因为它存在不足就把成绩一笔勾销。《剑桥医学史》的作者罗伊·波特记录了抗生素的使用给人类带来的福祉。当今各种高科技在医学上的运用也的确给很多人带来了好处。尽管抗生素的滥用会产生股骨头坏死及其他副作用、高科技的高昂费用让人反思医学的目的等，但它们的效用本身不可抹杀。叙事医学要做的不是去反对任何一种医学，而是去成就所有的医学。成人之美是叙事医学的宗旨。要让各种各样的医学叙事都有自己的空间，让人们的可选叙事越来越多，让人们在面对疾病和死亡的时候更有力量、更有意义、更有尊严。

叙事的意思就是讲故事。故事就像流淌的小河，源源不断。正因为如此，叙事医学的精神如同《周易》，生生不息——"生生之谓易"。叙事医学的生命力来自它永不僵死的世界观。医学不应该是必然，而应该是可能。信奉必然的医学必定会成为权威，成为权威的医学就很难再顾及人的尊严。当一个人浑身插着管子，完全靠机械的力量维系的时候，它所关心的是治疗过程是否符合它的理论和规程。"人的尊严"在它的视野中很淡很淡。但信奉可能的叙事医学则不然，"执手相望，娓娓道来"，各种因素都可能成为左右一个人的健康的根源。亚马孙河上的一只蝴蝶扇动了一下翅膀，纽约就爆发了一场风暴——两者之间有什么关系吗？很可能有。叙事医学就是在对不确定性的尊重中不断超越自己，不断把人的健康和生命引向新的篇章。

有人说"医者艺也，医者意也，医者易也"。在实践的层面，医应该可以积极协助人面对疾病和死亡；在理论的层面，医应该可以容纳无限的可能；在元理论的层面，医不是

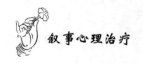

别的，就是华夏文明一以贯之的易道精神。在"中医"被埋葬的地方，中国传统医学智慧将重放光芒，这种医学智慧便是"叙事医学"。这一朵朵在医学的墓地上开出的稚嫩小花，究竟能长多大，究竟能不能结果，尚待业医者、好学者去呵护，去栽培……

李　明

2015 年 10 月 10 日于北京海淀

（原文发表于《读书》，2006 年第 2 期，略有改动）